# Dieta Vegana

*Vida De La Dieta Vegana Con Deliciosa*

*Comida Vegana*

*(Estilo De Vida En Forma)*

**Daryl Blanco**

Publicado Por Jason Thawne

© **Daryl Blanco**

## Todos los derechos reservados

*Dieta Vegana: Vida De La Dieta Vegana Con Deliciosa Comida Vegana (Estilo De Vida En Forma)*

ISBN 978-1-989749-57-9

Este documento está orientado a proporcionar información exacta y confiable con respecto al tema y asunto que trata. La publicación se vende con la idea de que el editor no esté obligado a prestar contabilidad, permitida oficialmente, u otros servicios cualificados. Si se necesita asesoramiento, legal o profesional, debería solicitar a una persona con experiencia en la profesión.

Desde una Declaración de Principios aceptada y aprobada tanto por un comité de la American Bar Association (el Colegio de Abogados de Estados Unidos) como por un comité de editores y asociaciones.

No se permite la reproducción, duplicado o transmisión de cualquier parte de este documento en cualquier medio electrónico o formato impreso. Se prohíbe de forma estricta la grabación de esta publicación así como tampoco se permite cualquier almacenamiento de este documento sin permiso escrito del editor. Todos los derechos reservados.

Se establece que la información que contiene este documento es veraz y coherente, ya que cualquier responsabilidad, en términos de falta de atención o de otro tipo, por el uso o abuso de cualquier política, proceso o dirección contenida en este documento será responsabilidad exclusiva y absoluta del lector receptor. Bajo ninguna circunstancia se hará responsable o culpable de forma legal al editor por cualquier reparación, daños o pérdida monetaria debido a la información aquí contenida, ya sea de forma directa o indirectamente.

Los respectivos autores son propietarios de todos los derechos de autor que no están en posesión del editor.

La información aquí contenida se ofrece únicamente con fines informativos y, como tal, es universal. La presentación de la información se realiza sin contrato ni ningún tipo de garantía.

Las marcas registradas utilizadas son sin ningún tipo de consentimiento y la publicación de la marca registrada es sin el permiso o respaldo del propietario de esta. Todas las marcas registradas y demás marcas incluidas en este libro son solo para fines de aclaración y son propiedad de los mismos propietarios, no están afiliadas a este documento.

## TABLA DE CONTENIDO

Parte 1 .................................................................. 1

Introducción ......................................................... 2

Capítulo 1: Los Veganos ...................................... 4

Ventajas De Ser Vegano ...................................... 4

Consejos Para Ser Un Feliz Vegano ..................... 7

Capítulo 2: Desayunos Veganos ......................... 12

Tofu Revuelto (Versión Vegana De Huevos Revueltos) ....... 12

Pan Tostado Francés Vegano ............................. 14

Avena Tostada Con Bayas .................................. 15

Tapioca Con Leche De Coco ............................... 16

Tortilla Vegana ................................................... 17

Croquetas Veganas ............................................ 19

Nori Vegano ....................................................... 20

Batido Vegano Para Desayuno ........................... 21

Batido De Choco-Banana ................................... 22

Capítulo 3: Comidas Para Almuerzo Y Merienda .............. 24

Arroz Vegano Yang Chow ................................... 24

Coliflor Adobada A La Parrilla ........................... 25

Olla De Fuego Asiática ....................................... 26

Curry De Tofu Estilo Asiático ............................. 28

Estofado De Coliflor Y Garbanzos ...................... 29

Pisto Vegano ...................................................... 31

Capítulo 4: Sopas Veganas ................................. 39

Capítulo 5: Ensaladas Veganas ............................................. 45

Capítulo 6: Postres Veganos ................................................ 50

Barra De Chocolate Con Caramelo ..................................... 52

Postre De Banana Y Caramelo ............................................. 54

Panecillos De Arándanos Azules .......................................... 55

Pera Escalfada ..................................................................... 56

Conclusión ........................................................................... 58

Parte 2 ................................................................................. 59

Introducción ........................................................................ 60

3 CONVINCENTES RAZONES PARA SER VEGANO ............................ 61
1.    *Salud Personal* ..................................................... 61
2.    *Medio Ambiente* .................................................. 63
3.    *Ética* .................................................................... 66
CÓMO Y POR QUÉ ME HICE VEGANA ........................................... 68
LA IMPORTANCIA DE ENTENDER QUE TODOS SE ENCUENTRAN EN CAMINOS DIFERENTES ............................................................. 72

Capítulo 1- ¿Por Qué Los Veganos Tienen Una Mala Reputación? ........................................................................ 74

CÓMO LOS MEDIOS Y NUESTRA PROPIA CREDULIDAD HAN AFECTADO NUESTRA DIETA ....................................................................... 75
NORMAS SOCIALES Y TRADICIONES QUE HACEN VOLVERSE VEGANO TODO UN RETO ........................................................................ 77
¡SI, OBTENGO SUFICIENTE PROTEÍNA! ......................................... 79
¡PERO NECESITAMOS TOMAR LECHE PARA TENER HUESOS FUERTES! . 80
¿POR QUÉ LA POPULARIDAD DE LA DIETA PALEO? ........................ 85

Capítulo 2- Armándote Con Conocimiento Sobre El Veganismo .......................................................................... 88

VEGANO VS. VEGETARIANO ....................................................... 89
NUEVAMENTE, EL MITO DE LA PROTEÍNA .................................... 90
EL PROBLEMA DE LA VITAMINA B-12 Y LOS VEGANOS ................. 90
PERMÍTEME CONTARTE LA FORMA EN QUE NO SOMOS CARNÍVOROS 92

¿Hay Alguna Manera Correcta De Ser Vegano? ................... 94
¿Cuál Es La Mejor Forma De Veganismo? ........................... 95
Una Introducción Sobre Combinación De Alimentos Y
Monodietas ............................................................................. 97
*5 Simples Pasos Para La Combinación De Alimentos* ......... *98*

## Capítulo 3- Prosperando Como Vegano .......................... 101

Cómo Explicárselo A Tu Familia ........................................ 101
Obteniendo Apoyo De Comunidades Veganas .................... 103
Sobreviviendo A La Familia Como Un Vegano Solitario ....... 104
Estrategias Veganas Para Llevar ....................................... 105
Registro De Nutrientes Para El Éxito Vegano .................... 107
5 Consejos Para Obtener Tus Vegetales ............................ 108
*La Gran Ensalada* .................................................................. *109*
*Enverdeciendo Tu Licuado* ................................................... *109*
*Mejorando Tus Guisados* ...................................................... *109*
*Deliciosas Hojas Verdes Al Vapor* ....................................... *110*
*El Jugo Verde* ........................................................................ *111*

## Capítulo 4- Veganismo Para El Día A Día ....................... 112

Que Hacer Y Qué No Hacer Para Cenar Fuera Al Estilo Vegano
................................................................................................ 112
¿Debo Forzar A Mis Hijos A Ser Veganos También? ............ 115
¿Debo Ser Un Guerrero Vegano? ....................................... 117
Beneficios Inesperados Del Veganismo ............................. 117
6 Recetas Frutales Para El Vegano Solitario ..................... 119
*3 Deliciosas Mono Comidas De Frutas* ............................ *120*
*3 Increíbles Licuados* ....................................................... *122*
Respuestas A Excusas Para Comer Carne ........................... 125

## Conclusión .................................................................... 129

Cómo El Veganismo Cambió Mi Vida ................................. 129

# Parte 1

## Introducción

Mi sinceroagradecimiento y felicitación por haber descargado este libro.

La transición de una persona amante de la carne o de alimentos de origen animal a un vegano es bastante difícil. Las personas y las circunstancias pueden obstaculizar su progreso o incluso llevarlo a comer carnes y grasas. Ser vegano involucra algo más que su propia determinación. También necesita el apoyo de las personas que lo rodean. La mejor forma de hacerlo es preparandocomidas veganas que despierten el gustode las personas que lo rodean hacia el mencionado tipo de comida, para que consuman al igual que usted. Ese es el objetivo del presente libro.

Este libro proporciona recetas veganas saludables y deliciosas que también disfrutará su familia. Dispone de recetas para la cena, sopas, ensaladas e incluso postres. Además,es una guíapara hacer reuniones veganas, de tal forma que los veganos y aquellos que no lo son pasen un tiempo agradable.

Este libro le brinda la guía necesaria para ser un verdadero vegano y gozar de una mejor calidad de vida y salud.

Nuevamente, gracias por haber descargado este libro.Disfrútelo!

## Capítulo 1: Los veganos

Los veganos son personas que se abstienen de comer y usar productos de origen animal. No se trata únicamente de hacer dieta, es un hábito. Un vegano no come carne de ningún animal porque cree que los animales no deben convertirse en una mercancía.

### Ventajas de ser vegano

Aparte del aspecto ambiental, el veganismo también puede ayudar a mejorar la salud de una persona. Además de ser un medio de defensa, también se convierte en un medio de prevención de dolencias y enfermedades.

Entre las ventajas de ser vegano están:

***Mayor expectativa de vida.*** Según estudios, las personas que comen muchas frutas y verduras tienen menos posibilidades de padecer enfermedades mortales tales como problemas cardíacos, diabetes, problemas renales y cáncer. Es por eso que se dice que los vegetarianos viven más tiempo que los que comen carne. Tomando en cuenta que los veganos también son vegetarianos, se puede concluir que tienen menos posibilidades de tener dichas enfermedades mortales. Por lo tanto, los veganos pueden tener una expectativa de vida mayor que las personas que comen productos de origen animal.

***Fortalecimiento del sistema inmune.*** Como los veganos sólo consumen verduras, desarrollan sistemas inmunológicos fuertes. Las verduras y las frutas contienen muchas vitaminas y minerales que ayudan a fortalecer el sistema inmunológico. Con un sistema inmunológico saludable, es menos probable que el cuerpo se vea afectado por dolencias o enfermemdades graves.

***Reducción de peso***

Los veganos pueden mantener su peso ideal sin problemas en comparación con aquellos que comen carne y otros productos de origen animal. Las frutas y verduras poseen nutrientes y son bajas en calorías. Los veganos pueden comer más sin preocuparse por engordar.

*Piel más hermosa*

Las verduras y las frutas tienen vitaminas A, C, E, K y zinc. Estos nutrientes son los más básicos para mantener la piel más suave y joven. Los estudios también muestran que los veganos tienen menos probabilidades de sufrir enfermedades de la piel debido a que su sistema inmunológico goza de buena salud.

*Mejora la vista*

Los estudios demuestran que los veganos ven mejor porque su organismo es rico en vitamina A. La mayoría de los vegetales y las frutas tienen un alto contenido de vitamina A, un nutriente conocido que ayuda a tener una mejor visión y mayor brillo en los ojos. Los investigadores también descubrieron que la importancia de seguir una dieta vegana radica en que ayuda en el manejo de enfermedades oculares como cataratas y glaucoma.

**Consejos para ser un feliz vegano**

A un principiante le puede resultar difícil aplicar el veganismo, considerando que la sociedad actual está repleta de productos de origen animal. Además, según las estadísticas, muchos prefieren el uso de productos de origen animal, especialmente en alimentos, ya que resultan convenientes y en su mayoría son asequibles.

La voluntad no es el único elemento que puede ayudar a una persona a convertirse en un feliz vegano. Un principiante necesita el apoyo de su familia y amigos.

Aquí hay algunos consejos que pueden ayudar a un principiante a tener éxito:

1. *Únase a un grupo de apoyo para veganos.* Un principiante necesita saber las actividades que se realizan y los problemas que existen dentro del veganismo. Si no conoce a una persona o un grupo al cual recurrir para obtener información y apoyo, puede terminar cometiendo actos que vayan contra el

veganismo. Las Personas para el Tratamiento Ético de los Animales (PETA) es un grupo perfecto para veganos al que un principiante puede unirse.

2. *Transición a su propio ritmo.* Muchos veganos tienen problemasal inicio de esta etapa. Algunos veganos sugieren que en esta etapa de transición, el principiante debe ir a paso lento o a su propio ritmo. Sin embargo, el principiante no tiene que eliminar por completo los productos de origen animal de su dieta. Puede comenzar por ser vegetariano y eliminar únicamente todo tipo de carnes, pero aun así seguir consumiendo huevos, margarina y mantequilla. Por consiguiente, podría consumir mantequilla y sustitutos del huevo para veganos de forma progresiva hasta lograr que sean de su gusto.

Además, las verduras y frutas tienen una textura muy diferente a la carne y otros productos de origen animal. El principiante puede desanimarse debido al cambio en la estructura de su alimentación. Los dietistas sugieren consumir verduras o tofu como sustitutos de las carnes, ya que tienen casi la misma textura y nutrientes. Los nutricionistas, sin embargo, advierten que los veganos deben verificar los ingredientes de los vegetales antes de comprarlos, ya que algunos vegetales son altamente procesados y, por lo tanto, pueden ser perjudiciales para la salud.

3. ***Evite colocar productos de origen animal en el refrigerador o el mostrador.*** Los principiantes pueden sentirse tentados a comer alimentos que no son para veganos, especialmente aquellos que pueden recalentarse en el microondas. En su lugar, el refrigerador debe contener más frutas y verduras que puedan consumirse crudas, tales como manzanas, pepinos y zanahorias. También se recomienda colocar una cesta de frutas en uno de los mostradores de la cocina, de tal forma que sea posible tomar y comer alguna fruta.

4. ***Ignore las críticas destructivas de los demás.*** Algunas personas pueden tener puntos en contradel veganismo y algunas incluso pueden criticar enérgicamente la forma de vida que los veganos llevan. Según los expertos en veganismo, esta es

una de las razones por las cuales los principiantes, generalmente, no se meten de lleno.

Los expertos en veganismo sugieren que el principiante no debería concentrarse en defender su postura ante las personas que lo critican. En su lugar, debe ignorar las cr´ticas destructivas y centrarse en luchar como todo un principiante.

5. *Motive a su familiay amigos a consumir comida vegana.* Los expertos dicen que si la familia y los amigos de un principiante están dispuestos a practicar el veganismo junto a él, el principiante se anima y se muestra decidido a continuar su actividad.

La mejor manera de motivar a la familia yamigos para que se metan en el veganismo es creando concienciade que las frutas y verduras pueden tener un sabor tan bueno como, o incluso mejor, que los alimentos de origen animal.

En los siguientes capítulos de este libro se brindanrecetas de comida vegana para que los principiantes las puedan preparartodos los días o en ocasiones especiales para su familia y amigos.

## Capítulo 2: Desayunos veganos

Los principiantes tienen problemas a la hora de preparar el desayuno. El desayuno es la comida más importante del día, por lo que debe contener muchas proteínas y carbohidratos para proporcionar la fuerza y la energía que necesita una persona durante todo el día. Si el principiante no sabe cómo preparar un buen desayuno vegano, su rendimiento diario puede verse afectado.

A continuación se dan algunas sugerencias para preparar desayunos veganos y sus recetas.

### Tofu revuelto (versión vegana de huevos revueltos)

Ingredientes

2 tofu de 14 onzas (de ser posible, extra firme)

2 cucharadas de aceite vegetal.

1 cebolla pequeña finamente picada.

1 pimiento verde y rojo finamente picados.

½ cucharadita de comino molido y cilantro

molido.

1½ cucharadita de cúrcuma en polvo**.

½ taza de cilantro fresco picado en trozos grandes.

½ taza de frijol negro enjuagado (opcional).

Sal y pimienta.

* Si usa frijoles negros, puede omitir la sal, ya que los frijoles negros, generalmente, vienen con sal.

**Puede usar jengibre en polvo si así o desea o si el ingrediente mencionado no se encuentra disponible. Modere a cantidad a usar para no alterar drásticamente el sabor.

Procedimiento:

Coloque el papel de cera en una fuente para hornear o en un recipiente hondo. Machaque el tofu con un tenedor. Deje que el papel encerado absorba la humedad del tofu. Si es necesario, cubra otro plato para hornear o tazón con papel encerado y traspase el tofu para seguir absorbiendo la humedad.

En una sartén, agregue el aceite vegetal y saltee las cebollas. Añada los pimientos, el comino y el cilantro. Añada el puré de tofu y la cúrcuma en polvo. Cocine durante 1 minuto. Agregue los frijoles negros. Cocine por un minuto más. Añada el cilantro. Revuelva rápidamente. Añada sal y pimienta al gusto.

Sirva con tortillas o pan tostado.

Rinde de 4-6 porciones

## Pan tostado francés vegano

Ingredientes

Rebanadas de pan de trigo integral o pan ciabatta (pan sin azúcar y libre de gluten) de ¾" a 1" de espesor.

1 taza de leche de almendras.

Una gota de vainilla (si hay leche de almendras con sabor a vainilla, se puede omitir).

2 cucharadas de jarabe de maple.

2 cucharadas de harina (se recomienda harina de mijo).

1 cucharada de levadura nutricional.

1 cucharadita de canela o ½ cucharadita de café en polvo (descafeinado) si fuera el caso para adultos.

Pizca de sal.

Aceite de coco o vegetal.

Procedimiento:
Mezcle la leche de almendras, la vainilla, el jarabe de maple, la harina, la levadura nutricional, la canela o el café y la sal.
Caliente una sartén antiadherente a fuego lento. Ponga un poco de aceite de coco o vegetal en la sartén.
Remoje el pan en la mezcla de leche.
Ase en la sartén durante 2 a 3 minutos por cada lado o hasta que estén doradas. La mezcla de leche puede cubrir de 5 a 7 rebanadas de pan.
Sirva con jarabe de maple o frutas.

**Avena tostada con bayas**

Ingredientes:
1 taza de avena.
1 cucharada de azúcar morena o melaza.
3 tazas de agua.
1/3 taza de frambuesa, arándano rojo*, arándano azul*, fresa o cualquier combinación de estos.

2 cucharadas de jarabe de maple.
*Puede usar uvas y moras, respectivamente, si así lo desea o si los ingredientes mencionados no se encuentran disponibles.

En una olla grande, tueste la harina de avena durante 3 minutos.
Cuando la harina de avena se haya tornado de color marrón pálido, agregue el agua, el azúcar y las bayas. Lleve a hervir. Caliente a fuego bajo. Añada las bayas. Cocine a fuego lento hasta que las bayas se ablanden. Retire la olla del fuego. Machaque o rompa las bayas para que su sabor se incorpore a la avena. Agregue el jarabe de maple o agréguelo antes de servir.
Rinde de 2 a 4 porciones.

## Tapioca con leche de coco

Ingredientes:
¼ taza pequeña de tapioca en perla*.
14 onzas de leche de coco fina.
1/3 taza de azúcar o jarabe de maple.
1 cucharada de jugo de limón.

Hojuelas de maíz crujiente u hojuelas de coco.
*Puede usar tapioca en cualquier presentación si así lo desea o si el ingrediente mencionado no se encuentra disponible.

Procedimiento:
En una sartén con un fondo de gran espesor, remoje la tapioca en perla en la leche de coco hasta que se ablande durante unos 20 minutos. Añada el azúcar o el jarabe de maple. Deje hervir hasta que la tapioca se suavice y las gachas se espesen durante unos 10 minutos. Retírelo del fuego. Agregue el jugo de limón.
Servir con hojuelas de maíz crujiente u hojuelas de coco encima.
Rinde de 2 a 3 porciones.

### Tortilla vegana

Ingredientes:
¾ taza de harina de trigo integral.
2 cucharadas de levadura nutricional.
1 cucharadita de polvo de hornear.

¼ cucharadita de sal.
1 pizca de cúrcuma molida*.
1 taza de leche de almendras.
½ cucharadita de aceite vegetal.
Aceite de coco o vegetal para freír.
*Puede usar jengibre si así lo desea o si el ingrediente mencionado no se encuentra disponible. Modere a cantidad a usar para no alterar drásticamente el sabor.

Procedimiento:
Mezcle la harina, la levadura, el polvo de hornear, la sal y la cúrcuma en un recipiente hondo hasta que tenga un color casi amarillo. Deje reposar durante diez minutos. Mézclelo de nuevo. Añada la leche y ½ cucharadita de aceite.
En una sartén antiadherente colocada a fuego medio, ponga un poco de aceite vegetal. Esparza alrededor de la sartén. Coloque 1/3 taza de la mezcla en la sartén y extiéndala para formar un círculo de 6 pulgadas. Cuando el borde comience a curvarse hacia arriba y el centro está casi seco, gire la tortilla y cocine el otro lado.

## Croquetas veganas

Usar los mismos ingredientes empleados en la tortilla sin huevo.
½ taza de zanahorias en cubitos.
1 cebolla picada.
1 pimiento rojo y verde cortados en cubitos.
½ taza de tomates cortados en cubitos o 2 cucharadas de pasta de tomate.
Pizca de pimienta molida.

Procedimiento:

Mezcle los ingredientes de la tortilla de la misma manera en que hace una tortilla normal.
Ponga un poco de aceite vegetal en una sartén antiadherente. Saltee la cebolla y los pimientos rojos y verdes. Añada los tomates o la pasta de tomate. Cocine durante 1 minuto. Añada la pizca de pimienta molida. Ponga a un lado y enfríe.
Una vez que la mezcla de cebolla se haya enfriado, mézclela con la mezcla de tortilla. Coloque otra sartén antiadherente a fuego

medio. Engrase la sartén con aceite. Coloque 1/3 taza de la mezcla en la sartén. Extiéndalo para hacer un círculo de 5" o 6". Espere hasta que la parte superior del círculo se seque y los bordes se empiecen a enroscar. Enrolle la croqueta de un extremo a otro. Retire de la sartén.

La croqueta también se puede servir en forma circular. Simplemente, voltee la croqueta y cocine el otro lado por un minuto o dos.

Rinde de 4 a 6 porciones.

## Nori vegano

Ingredientes
4 tazas de arroz integral.
10 nori o envolturas de algas.
Rodajas de mangos maduros.
Rebanadas de aguacate.
2 cucharaditas de vinagre de sushi o vinagre de manzana.
Aceite de sésamo.

Procedimiento:

Cocine el arroz integral de acuerdo a las instrucciones del paquete o de la olla arrocera.

Ponga el arroz en un bol hondo. Ponga 1 cucharadita de vinagre. Mezcle. Agite el arroz para que se enfríe. Añada otra cucharadita de vinagre. Mezcle. Continúe agitando hasta que el arroz esté completamente frío

Extienda la envoltura de nori en la mesa o en la envoltura de bambú. Coloque ½ taza de azúcar morena y esparza sobre el nori. En un borde, colocamos las rodajas de mango y aguacate. Enrolle la envoltura de nori para formar una especie de tronco. Cepille la envoltura de algas con aceite de sésamo. Sirva solo o con wasabi.

**** También puede agregar tofu, pepino y zanahorias o puede usarlos como sustitutos.

### Batido vegano para desayuno

Ingredientes:
½ taza de pepinos pelados y en rodajas.
2-4 tazas de fresa congelada.

1 plátano grande o plátano congelado.
1 ½ o dos tazas de espinacas.
1½ taza de leche de almendras.

Procedimiento:
Ponga la leche de almendras, las espinacas y el plátano en la licuadora. Mezcle los ingredientes durante aproximadamente 1 minuto. El batido debe volverse verde. Añada la fresa y el pepino. Licúe hasta que quede suave. Añada más leche para una consistencia más fluida. Sirva.
Este batido es suficiente para suministrar las proteínas y las vitaminas A, C, E y K que el cuerpo necesita durante el día.
Rinde de 1-2 porciones.

## Batido de choco-banana

Este batido es una buena manera de influir en los niños pequeños para que comiencen a practicar el veganismo.

Ingredientes:
1 plátano.
1 ½ tazas de leche de soya fortificada o

leche de almendras.
4 dátiles*.
2 cucharadas de cacao en polvo.
*Puede usar pasas si así lo desea o si el ingrediente mencionado no se encuentra disponible.

Procedimiento
Mezcle todos los ingredientes en la licuadora para obtener la fluidez deseada. Sirva.

## Capítulo 3: Comidas para almuerzo y merienda

### Arroz vegano Yang Chow

Ingredientes:
4-6 tazas de arroz sobrante (se recomienda arroz integral)
1 taza de tofu revuelto finamente molido (Consulte la receta de tofu revuelto en el capítulo anterior, pero no incluya las verduras).
1 cebolla picada.
4 dientes de ajo picados.
¼ taza de tomates cortados en cubitos.
½ taza de zanahorias cortadas en cubitos.
½ taza de guisantes congelados.
½ taza de repollo rallado o coles de bruselas.
2 cucharadas de aceite vegetal.
1 cucharada de salsa de soya.
1 cucharada de vino de arroz (opcional).
Sal y pimienta.

Procedimiento:

Coloque un wok hondo a fuego alto. Añada un poco de aceite. Saltee la cebolla, el ajo y los tomates por un minuto o dos. Añada el arroz sobrante y los guisantes verdes congelados. Mezcle hasta que los guisantes congelados estén cocidos. Añada las zanahorias, el repollo y el tofu revuelto. En un tazón pequeño, mezcle la salsa de soya con el vino de arroz. Vierta sobre la mezcla de arroz. Mezcle. Añada sal y pimienta al gusto.

Se puede servir con coliflor marinada a la parrilla (vea la siguiente receta).

Rinde de 6 a 8 porciones.

**Coliflor adobada a la parrilla**

Ingredientes:
1 libra de coliflor fresca cortada en trozos.
Jugo de 1 limón.
1 cucharada de aceite de sésamo.
3 cucharadas de salsa de soya light.
Aceite vegetal para asar.

Procedimiento
Adobe la coliflor con el jugo de limón y la

salsa de soya. Deje reposar de 5 a 10 minutos.

Coloque una sartén a fuego medio. Rocíe la sartén con aceite. Coloque la coliflor adobada en la sartén. Ase a cada lado durante 5 a 10 minutos dependiendo del tamaño de los trozos.

Después de que todos los trozos estén asados, esparza el aceite de sésamo sobre los trozos y mezcle hasta que los trozos estén cubiertos de aceite de manera uniforme.

### Olla de fuego asiática

Ingredientes

3 paquetes de 75 onzas de fideo celofán o fideo de arroz.
Hongos Shitake en rodajas finas*.
6 tazas de caldo de verduras.
2 cucharadas de jengibre rallado.
1 cucharada de aceite de sésamo.
2/3 taza de salsa de soya light o baja en sodio.

Cebolletas en rodajas finas.
Zanahorias en rodajas finas.
Judías verdes cortadas en trozos de 2 a 3 pulgadas de largo.
Sal y pimienta al gusto o pasta de chile.
*Puede usar champiñones si así lo desea o si el ingrediente mencionado no se encuentra disponible.

Procedimiento
Cocine el fideo celofán o los fideos de arroz de acuerdo con las instrucciones del paquete. El fideo celofán o de arroz se pueden comprar en tiendas chinas o asiáticas.
En una olla honda, caliente el aceite de sésamo. Saltee los hongos. Añada el caldo de verduras. Ponga a hervir. Mezcle el jengibre, la salsa de soya, la sal y la pimienta (o pasta de chile, si así lo desea). Vuelva a hervir. Ajustar el sabor del caldo*. Añada las zanahorias y las judías verdes. Hierva por un minuto más. Cocine a fuego lento hasta que las zanahorias y las judías verdes se hayan ablandado. Retire del fuego.

Ponga los fideos en tazones por separado. Vierta la sopa en los fideos y sirva los hongos y las verduras en los tazones. Cubra con cebolletas. Puede añadir trozos de pan tostado de ajo para darle un toque diferente.

## Curry de tofu estilo asiático

Ingredientes:
2 tofu extra firme de 14 onzas.
2 zanahorias medianas en cubos.
2 papas medianas en cubos.
½ taza de guisantes congelados.
2 cucharadas de curry en polvo.
1 cucharada de maicena.
10 onzas de leche de coco light.
1 cebolla rebanada.
2 dientes de ajo.
1 tallo de hierba de limón.
½ taza de pimientos rojos y verdes en rodajas.
Aceite para saltear.

Procedimiento

Coloque el tofu sobre el papel encerado o cualquier hoja de papel limpia para drenar el exceso de agua. Corte el tofu en cubos de aproximadamente 1 pulgada.

Saltee la cebolla en un wok durante 2 minutos. Añada el ajo y la hierba de limón. Cuando emane el olor de la hierba de limón, agregue la papa. Después de 2 minutos, agregue las zanahorias. Saltee las verduras durante 3 minutos. Añada la leche de coco y los pimientos dulces. Ponga a hervir. Cocine a fuego lento hasta que la papa y las zanahorias se ablanden.

En un tazón mezcle el curry en polvo y la maicena con un poco de agua para formar una pasta acuosa y blanda. Poco a poco agregue la pasta en la olla mientras revuelve. Añada el tofu. Cocine a fuego lento hasta que la salsa se espese.

### Estofado de coliflor y garbanzos

Ingredientes:
1 cebolla mediana picada.
2 cucharadas de aceite de oliva.
½ cucharadita de comino molido.

½ cucharadita de jengibre molido.
1 tomate entero enlatado de 28 onzas, conservar el líquido.
1 garbanzos enlatados de 15 onzas escurridos.
1 coliflor, alrededor de 1 libra, sin tallo y picada.
½ taza de pasas.
1 taza de espinacas baby picadas.
Sal y pimienta.

Procedimiento:
Caliente el aceite a fuego medio. Saltee la cebolla hasta que tenga un color translúcido. Añada comino, sal, pimienta, jengibre. Revuelva hasta que emane olor.
Agregue los tomates machacados de forma progresiva directamente en la olla. Vierta el líquido del tomate enlatado en la olla. Agregue la coliflor, las pasas, los garbanzos y ½ taza de agua. Ponga a hervir. Cocine a fuego lento durante 15 a 20 minutos o hasta que la salsa se espese. Agregue la espinaca picada. Retire del fuego.

Servir con cuscús o arroz integral.

**Pisto vegano**

Ingredientes
½ cebolla en rodajas.
¼ taza de ajo picado.
1 berenjena pelada y cortada en rodajas finas.
1 calabacín mediano, pelado y cortado en rodajas finas.
1 pimiento rojo en cortado en rodajas.
1 pimiento amarillo en cortado en rodajas.
1 calabaza cortada en rodajas finas.
1 cucharada de aceite de oliva.
1 lata de tomate de 6 onzas.
¾ taza de agua.
Sal y pimienta.
1 cucharadita de hojas de tomillo.
3 cucharadas de aceite de oliva.
3 cucharadas de queso de soya (se puede omitir).

Procedimiento:

Precaliente el horno a 170 grados Celsius o 375 grados Fahrenheit.

En una fuente para hornear de 10", cubra la pasta de tomate, la cebolla y el ajo.
En un recipiente aparte, mezcle el agua y 1 cucharada de aceite de oliva. Extienda la mezcla líquida sobre la capa de pasta de tomate. Espolvoree con sal y pimienta.

Coloque los vegetales sobre la capa de pasta de tomate. Sea creativo con los colores. Espolvoree el aceite de oliva restante sobre las verduras. Condimente con sal y pimienta. Esparza las hojas de tomillo de manera uniforme en la parte superior.

Cubra la parte superior con papel pergamino. Hornee los vegetales en el horno por 45 minutos o hasta que se vean asados.

Saque el plato del horno. Esparza queso de soya antes de servir.

## Tempura de vegetales

**Ingredientes**

Para la mezcla

1 taza de harina.
1 taza de leche de soya.
Sal y pimienta.
Aceite vegetal para freír.

Procedimiento

Mezcle todos los ingredientes. Si la masa es fina, agregue un poco de harina.

***Tempurade okra:***

20 okras medianas.

Procedimiento

Cocine la okra al vapor durante 20 minutos

o hasta que se ablande. Espolvoree con sal y pimienta. Deje enfriar. Cuando se enfríe, remoje la okra en la masa.

Caliente la sartén. Añada el aceite vegetal, hasta alcanzar ½ pulgada de altura dentro de la sartén. Proceda a freír la okra en ambos lados hasta que esté cocido por dentro. Escurra el exceso de aceite colocando la okra sobre papel encerado o toallas de papel.

Sirva con salsa de soya y arroz integral.

***Tempura de berenjenas***

6 berenjenas medianas.

Procedimiento

Envuelva individualmente las berenjenas con papel de aluminio. Hornee o ase hasta que estén suaves y cocidas por dentro. Pele las berenjenas. Condimente con sal y pimienta. Deje enfriar. Cuando se enfríe, remoje las berenjenas en la masa.

En una sartén, ponga alrededor de dos a tres cucharadas de aceite. Coloque una de las berenjenas. Proceda a freír en ambos lados hasta que la masa esté cocida. Repita el proceso con las berenjenas restantes.

Escurra el exceso de aceite con una toalla de papel o papel encerado. Sirva a la carta o con arroz. También puede servirse con espaguetis al pesto.

*Tempura de zucchini*

1 zucchini grande.

Procedimiento

Corte el zucchini en rebanadas de aproximadamente ¼ de pulgada.

Espolvoree un poco de sal. Deje reposar durante unos diez minutos para permitir que el exceso de humedad salga del zucchini. Escurra utilizando toallas de papel. (Las rebanadas de zucchini deben estar secas o la masa no se pegará).

Cubra cada rebanada con la masa.

Añada un poco de aceite en la sartén caliente. Proceda a freír con cuidado el zucchini en la sartén. Si fríe muchas piezas a la vez, asegúrese de que las rodajas de zucchini estén alejadas una de la otra o se pegarán entre sí. Escurra en toallas de papel. Sirva con mayonesa vegana o ketchup.

**Chili**

Ingredientes

½ taza de cebolla picada.
1 ½ cucharadita de ajo picado.
¼ taza de zanahoria cortada en cubitos.

¼ taza de zucchini cortado en cubitos.
1 pimiento rojo cortado en cubitos.
1 pimiento verde cortado en cubitos.
1/2 cubo de caldo de verduras.
4 setas de campo picadas*.
1 lata de 28 onzas de tomates enteros pelados.
1 lata (15 onzas) de frijoles rojos escurridos.
2 cucharadas de pasta de tomate.

2 cucharaditas de comino en polvo.
2 cucharaditas de cilantro en polvo.
1 cucharadita de pimienta negra molida.
1 cucharadita de sal.
1 cucharadita de hojuelas de chili**.
1 cucharadita de paprika.
1 cucharadita de hinojo en polvo (opcional).

*Puede usar champiñones si así lo desea o si el ingrediente mencionado no se encuentra disponible.

**Puede usar chili o ají en polvo si así lo desea o si el ingrediente mencionado no se encuentra disponible.

Procedimiento

En una sartén grande, saltee la cebolla hasta que tenga un color translúcido. Añada el ajo y saltee por un minuto más.

Añada todas las verduras y setas. Saltee hasta que las verduras se ablanden.

Mezcle todas las especias y agregue la mezcla a las verduras. Cocine durante 1 a 2 minutos. Revuelva constantemente para permitir que las especias emanen olor.

Añadir los tomates incluido el líquido. Triture suavemente los tomates . Agregue los frijoles, la pasta de tomate y el cubo de caldo de verduras.

Deje hervir y luego cocine a fuego lento durante aproximadamente 30 minutos.

Sirva con pan o arroz.

## Capítulo 4: Sopas veganas

### Sopa de calabaza

Ingredientes:

1 calabaza pequeña, pelada y cortada en trozos.
1 cebolla pequeña picada.
Sal y pimienta.
Caldo de verduras, agua o leche de coco.

Procedimiento:

Caliente un poco de aceite en una sartén. Saltee la cebolla hasta que esté translúcida. Agregue la calabaza y continúe salteando durante dos minutos. Añada el caldo de verduras, agua o leche de coco. La cantidad de líquidodebe ser la suficiente para cubrir la calabaza. Deje hervir y luego cocine a fuego lento hasta que la calabaza esté bien cocida.

Transfiera la calabaza hervida a una licuadora. Mezcle la verdura cocida hasta que quede suave. Sazone con sal y pimienta y vuelva a mezclar. Si la mezcla es demasiado espesa, agregue un poco de caldo o agua.

Sirva con tortillas o pan tostado.

**Sopa de coliflor y maíz**

Ingredientes

2 tazas de granos enteros de maíz dulce.
½ taza de coliflor.
1 papa cortada en cubitos.
1 litro de caldo de verduras.
Puerros de cebolla finamente rebanados.
Sal y pimienta.

Procedimiento

Hierva todos los ingredientes en una sartén hasta que las verduras estén bien cocidas. Aproximadamente de 20 a 25 minutos.

Mezcle los vegetales cocidos hasta obtener la suavidad deseada.

Cubra con perejil picado y sirva con pan de trigo integral crujiente.

**Sopa de cebolla francesa**

Ingredientes

3 a 4 libras de cebolla (roja, blanca o amarilla).
4 a 5 cucharadas de aceite de oliva virgen extra.
Sal.
Mantequilla vegana (ver receta abajo).
8 tazas de caldo de verduras.
½ taza de vino blanco seco.
2 hojas de laurel.
2 cucharaditas de tomillo seco.
1 ½ taza de queso de soya rallado.
2 cucharadas de miel.
2 dientes de ajo picados.

Procedimiento

En una cacerola grande, caliente la mitad del aceite de oliva a fuego lento. Agregue las cebollas y revuelva hasta que la cebolla comience a ablandarse. Aproximadamente, de 10 a 15 minutos. Aumente el calor a medio. Agregue el aceite restante y mezcle la mantequilla vegana. Dore un poco las cebollas. (Tenga cuidado si está usando cebollas rojas, ya que se doran fácilmente).

Añada la miel para caramelizar la cebolla. Mezcle el ajo picado. Cocine por un minuto más. Añada el vino. Use el vino para raspar el caramelo de los lados de la sartén.

Añada el caldo de verduras, tomillo, hojas de laurel, sal y pimienta. Cocine por otros 30 minutos.

Sirva con pan integral tostado.

**\*\*\*Cómo hacer su propia mantequilla vegana**

Ingredientes:

¼ taza de leche de soya.
½ cucharadita de vinagre de manzana.
½ cucharadita de vinagre de coco*.
¼ cucharadita de sal.
130 gramos de aceite de coco derretido.
1 cucharada de aceite de oliva (también puede usar aceite de canola).
1 cucharadita de lecitina de soya líquida.
¼ cucharadita de goma xantan.
(La lecitina y la goma xantan se pueden encontrar en las tiendas de repostería o en las secciones de repostería de un supermercado).
*Puede usar vinagre blanco si así lo desea o si el ingrediente mencionado no se encuentra disponible. Modere la cantidad a usar para no alterar drásticamente el sabor.

Procedimiento

Coloque la leche, los vinagres y la sal en un bol. Bata y deje reposar hasta que esté cuajado. Aproximadamente durante 10 minutos.

Derrita el aceite de coco en el microondas para que fluya. Ponga los aceites (coco y oliva) en el procesador de alimentos. Añada la mezcla de leche de soya y el resto de los ingredientes. Mezcle durante dos minutos.

Transfiera la mezcla de mantequilla vegana casera a un molde. Coloque el molde en el congelador, si en caso lo tiene que usar el mismo día. Si no, coloque el molde en el refrigerador hasta que se asiente. Envuelva los cubos o la mantequilla en plástico. La mantequilla vegana se puede almacenar hasta 1 mes dentro del refrigerador.

## Capítulo 5: Ensaladas veganas

**Ensalada de papaya**

Ingredientes

1 taza de papaya cruda o no tan madura cortada en finas tiras.
Zanahoria pequeña cortada en finas tiras.
1 taza de vinagre de caña.
1 pimiento rojo.
1 pimiento verde.
2 dientes de ajo picados.
½ cucharada de jengibre rallado.
1 cebolla cortada en rodajas finas.
1 cucharadita de cúrcuma*.
2 a 3 cucharadas de miel.
*Ingrediente opcional.

Procedimiento

En un tazón, mezcle las zanahorias y la papaya. Añada el ajo picado y la cebolla. Mezcle.

En una cacerola, mezcle el vinagre, el

jengibre, la cúrcuma y la miel. Ponga a hervir. No revuelva hasta que el vinagre hierva o de lo contrario, la dulzura natural del vinagre desaparecerá. Cocine a fuego lento durante 3 a 5 minutos o hasta que la salsa se evapore a aproximadamente la mitad de la mezcla.

Vierta sobre la mezcla de zanahorias y papaya. Deje reposar durante una hora. Sirva. Esta ensalada se puede poner en frascos y se puede guardar en la nevera durante una semana.

**Ensalada de papas y vegetales**

Ingredientes:

750 gramos de papas baby.
1 zanahoria mediana rallada.
1 cebolla roja finamente cortada.
1 cucharadita de mostaza (grano entero, si está disponible).
3 cucharadas de mayonesa vegana.
Un puñado de judías verdes* cortadas en

trozos de 1 pulgada de largo.
*Puede usar vainita si así lo desea o si el ingrediente mencionado no se encuentra disponible.

Procedimiento:

Cocine al vapor o hierva las papas baby hasta que estén cocidas.
Corte las papas en trozos. Añada las demás verduras.

Mezcle la mostaza y la mayonesa. Añada la mezcla a las papas. Mezcle. Sirva.


**Ensalada de pasta estilo Antipasto**

Ingredientes

100 gramos de pasta de macarrones o cualquier pasta.
1 cucharada de salsa antipasto* (disponible en supermercados generalmente en las estaciones de comida mexicana).

1 tomate cortado en cubitos.
1 zanahoria cortada en cubitos.
5 judias verdes cortadas en cubitos.
½ de un pepino pequeño cortado en cubitos.
1 cebolla roja finamente picada.
6 aceitunas verdes o negras partidas por la mitad.
Sal y pimienta.
1 cucharada de vinagre balsámico o jugo de ½ limón.
*Puede usar escabechesi así lo desea o si el ingrediente mencionado no se encuentra disponible.

Procedimiento:

Cocine la pasta de acuerdo a las instrucciones del paquete. Una vez que la pasta esté cocida y escurrida, mezcle con vinagre balsámico o jugo de limón. Añada el resto de los ingredientes y mezcle bien. Para un sabor más realzado, se puede agregar otra cucharada de salsa antipasto.

**Ensalada de frutas**

(Puede consumirse como postre).

Ingredientes

¼ taza de fresas cortadas por la mitad.
¼ taza de naranjas cortadas por la mitad.
¼ taza de cerezas.
¼ taza de banana cortada en trozos de ½" de espesor.
Rebanadas de 1 mango.
Rodajas de 1 kiwi.
Crema vegana o yogur de soya.

Procedimiento: Mezcle todos los ingredientes y cubra con crema vegana o yogur de soya.

## Capítulo 6: Postres veganos

**Trufas de pecanas y naranja**

Ingredientes
1 taza de nueces pecanas*.
½ taza de dátiles** sin semilla y picados.
1 cucharada de aceite de oliva virgen extra.
1 cucharadita de extracto de vainilla.
½ cucharadita de ralladura de naranja.
½ cucharadita de jugo de limón.
Pizca de canela.
Pizca de sal marina.
*Puede usar nueces o almendras si así lo desea o si el ingrediente mencionado no se encuentra disponible.
**Puede usar pasas si así lo desea o si el ingrediente mencionado no se encuentra disponible.

Procedimiento
Remoje las pecanas durante la noche en agua. Seque las nueces hasta que estén crujientes. (Puede consultar con la tienda de comestibles si tienen pecanas listas

para moler).

Muela las pecanas usando el procesador de alimentos hasta que queden finas. Agregue los dátiles y procese de nuevo hasta que queden finos. Agregue el aceite de oliva, el extracto de vainilla, el jugo de limón, la ralladura de naranja, la sal y la canela. Mezcle hasta que esté completamente incorporado.

Pase la mezcla a un bol. Haga bolas de 1" a mano o con una cuchara. Ponga en la nevera para que tome forma.

Para darle un toque diferente: enrolle las bolas sobre las pecanas o la ralladura de naranja para decorar.

**Macarrones al limón vegano**

Ingredientes
4 tazas de coco en hojuelas.
2 cucharadas de aceite de coco.
½ taza de agave.
1 cucharadita de vainilla.
Jugo de 1 limón.
Pizca de sal.
2 tazas de coco seco.

Procedimiento:
Procese el coco en hojuelas y el aceite de coco hasta que quede suave.
Agregue el agave, la vainilla, la sal, el limón y los cocos secos. Mezcle bien hasta que la mezcla se vuelva viscosa.
Forme bolas o aplane las bolas. Coloque en hojas deshidratantes o papel encerado. Deshidrate durante 12 a 24 horas.

**Barra de chocolate con caramelo**

Ingredientes
Para el pastel:
½ taza de almendras.
¼ taza de maní.
2 cucharadas de jarabe de maple o miel.
1 cucharada de coco rallado sin azúcar.
1 cucharada de crema de coco.
¼ taza de avena en hojuelas.
6 dátiles* pequeños o medianos.

Para el jarabe de caramelo:
1 ¼ tazas de dátiles*.
3-4 tazas de agua.

1 cucharadita de extracto de vainilla.
1 cucharadita de canela.
½ cucharadita de sal.
Para el chocolate:
¼ taza de aceite de coco.
1/3 taza de cacao en polvo.
3-4 cucharadas de jarabe de maple o miel.
*Puede usar pasas si así lo desea o si el ingrediente mencionado no se encuentra disponible.

Procedimiento:
Para el pastel: Ponga todos los ingredientes en el procesador de alimentos. Mézclelos hasta tener una mezclahomogénea y viscosa. Si la mezcla es demasiado viscosa, agregue más avena.
Extienda y presione la mezcla en una fuente para hornear de 9 x 9. Coloque en la nevera para que la masa se solidifique o cuaje. Tarda alrededor de 2 a 3 horas.

Para el caramelo:
Mezcle los ingredientes hasta que la mezcla alcance la consistencia de un caramelo. El caramelo debe ser suave.

Extienda el caramelo sobre la mezcla base. Coloque el pastel nuevamente en la nevera para que se asiente durante aproximadamente 2 a 3 horas.

Para el chocolate:

En una olla, mezcle todos los ingredientes. Ponga la olla a fuego medio. Bata la mezcla hasta que el chocolate se ablande y se derrita.

Vierta sobre el caramelo. Coloque el pastel de nuevo en la nevera para que cuaje durante 2 a 3 horas más.

Corte en trozos y sirva. Las sobras se pueden colocar en una botella de vidrio y guardar en la nevera durante tres días.

### Postre de banana y caramelo

Ingredientes:
6 plátanos cortados por la mitad.
3 cucharadas de azúcar morena.
1/2 taza de leche de coco espesa.

Procedimiento:
En una cacerola, combine los plátanos, el azúcar moreno y la leche de coco. Llevar a

ebullición a temperatura media. Cocine a fuego lento hasta que la leche de coco y el azúcar morena se convierta en un jarabe espeso.

Servir con panqueques o pan tostado.

## Panecillos de arándanos azules

Los ingredientes
2 tazas de harina integral.
1 cucharada de polvo de hornear.
1/4 taza de mantequilla vegana.
1/2 taza de salsa de manzana.
1/2 taza de leche de soya.
3/4 taza de azúcar (también se puede usar azúcar marrón claro).
1 cucharadita de extracto de vainilla.
1/2 cucharadita de sal.
2 tazas de arándanos azules congelados.

Procedimiento
Precalentar el horno a 180 ° C.
Engrase las tazas para muffins o coloque vasos de papel para muffin en las tazas para hornear.

Mezcle todos los ingredientes. Añada los arándanosal último.
Coloque la masa en tazas para panecillos. Ocupe hasta 3/4 de las bandejas para hornear.
Hornee de 30 a 35 minutos. Coloque un palillo de dientes en el centro de uno de los panecillos. Si el palillo sale limpio, el panecillo está listo.
Deje enfriar en la rejilla.
*** Se puede usar frambuesas y pasas para esta receta.

## Pera escalfada

Ingrediente
1 cucharada de agua de rosas.
Una o dos peras, peladas y sin semilla.
100 ml de vino blanco.
½ taza de azúcar.
200 ml de agua.

Procedimiento
Coloque todos los ingredientes en una cacerola. Ponga a hervir. Cocine a fuego

lento hasta que el líquido se reduzca a menos de la mitad o hasta que el líquido se haya espesado formando un almíbar.

Saque las peras y colóquelas sobre una mesa. Corte las peras en dos de forma diagonal. Prepare otro plato. Coloque el sirope sobre las peras.

Sirva. Este postre se sirve mejor con helado vegano, preferiblemente con sabor a pistacho.

****Se pueden usar manzanas, plátanos y duraznos para esta receta o puede combinar con varias frutas.

## Conclusión

¡Gracias de nuevo por descargar este libro! Espero que este libro haya sido motivo de inspiración en la búsqueda de convertirse en todo un vegano. Esperamos que las recetas que ofrecemos en este libro se adapten a sus gustos y que también lo ayuden a convencer a sus familiares y amigos para que se unan o al menos, apoyen su defensa a favor del veganismo.

Gracias y buenasuerte!

# Parte 2

## Introducción

Muchos veganos se sienten aislados no solamente porque son los únicos veganos alrededor, si no porque se enfrentan a prejuicios y comentarios de otras personas debido a la forma en que comen. Usando experiencia personal como una come carne (44 años) y como vegana (un poco más de 5 años al momento de escribir esto), Compartiré consejos y sugerencias útiles para ayudar a otros veganos a mostrarse seguros, educados y positivos acerca del veganismo. De esta manera espero ayudarlos a asumir sus decisiones al comer, mientras se proyectan como ejemplos vivientes para aquellos interesados en aprender.

En los próximos capítulos hablaré sobre por qué muchas personas tienen una perspectiva negativa sobre el veganismo, motivarte para que te eduques acerca del veganismo para responder efectivamente a las preguntas que te hagan, ofreceré sugerencias y consejos para prosperar como vegano, y ayudarte a manejar el aislamiento que a veces acompaña al "vegano solitario".

Realmente creo que, debido a nuestra salud, el estado de nuestro medio ambiente y nuestra cambiante conciencia colectiva, volverse vegano es el camino que eventualmente tendremos que seguir, y que, empoderando a la gente con la información que necesitan para prosperar como veganos, esta transición puede empezar inmediatamente para cualquiera dispuesto a darle una oportunidad.

### *3 convincentes razones para ser vegano*

Es común pensar que los veganos decidieron dejar la carne porque quieren salvar animales. Aunque esto es cierto en muchos casos, hay otras importantes razones para hacer el cambio.

1. Salud personal

Renunciar a los productos animales ha estado íntimamente relacionado con bajos índices de obesidad, diabetes y enfermedades cardiovasculares. En particular, evitar las carnes rojas reducirá tu ingesta de carcinógenos, así como tu riesgo de desarrollar cáncer. La carne "cultivada" y procesada comercialmente contiene antibióticos, que son rutinariamente utilizados para mantener a los animales suficientemente sanos para el consumo, y hormonas no humanas que incrementan la velocidad de crecimiento de los animales, y la producción de leche para aumentar el rango de ganancias. 80% de los antibióticos vendidos en Estados Unidos son utilizados en animales para el consumo, y seis hormonas esteroidales aprobadas por la FDA son administradas regularmente. Además de eso, el amplio uso de pesticidas en la comida de los animales agrega una disrupción hormonal más y más neurotoxinasa las ya presentes en las carnes comerciales.[1]

"OK", dices, "¡Comeré toda la carne orgánica, alimentada con pasto y criada en libertad!" Aunque seguramente estarás reduciendo la cantidad de químicos sintéticos y tóxicos en tu dieta, aún conservarás altos niveles de grasas saturadas, alto riesgo de arterias

---

[1]

endurecidas y mayores riesgos de obesidad y diabetes tipo II.

La carne y la leche toman un largo tiempo para ser digeridos y durante este proceso, nuestros cuerpos deben producir químicos para ayudarse a asimilarlos; y este proceso crea deshechos que nuestros cuerpos posteriormente se esfuerzan en desechar.

Los vegetales y las frutas crudas son fáciles y rápidos de digerir así que en vez de enviar una gran cantidad de nuestra energía en absorber y digerir comida que no estamos diseñados para comer, nuestros cuerpos pueden trabajar en otras cosas, como curarse. Una dieta alta en alimentos crudos y saludables te proporcionará más energía para hacer las cosas que te gusta hacer.

2. Medio Ambiente

Ahora mismo en América del sur la selva está siendo talada y quemada para construir tierras de pastoreo de muy corta vida para el ganado. De acuerdo con TIME, en 2013, 30% de la tierra utilizable y 33% del agua fresca alrededor del mundo se usa para alimentar y mantener gallinas, cerdos y becerros.[2]

Así que si, aproximadamente una tercera parte de nuestros recursos más importantes están siendo usados en crear una grotesca cadena de suministro de carne proveniente de granjas industrializadas, de baja calidad, a gente que están actualmente enfermos, hambrientos o malnutridos. La próxima vez que decidas ordenar una hamburguesa de comida rápida, piensa en esto: Una Proción de la selva cercana al tamaño de nuestra cocina, es irremediablemente destruida para proveer una hamburguesa de comida rápida.[3]

El desperdicio producido por las granjas de ganado es otro problema. Debido a que muchas granjas son de gran tamaño (muchas tienen más de 5000 cabezas de ganado), el estiércol es recolectado en lagunas de desperdicios al aire libre (¡Si no fuera tan grotesco, sería divertido!) que son propensas a derramamientos y fugas. Aún sin fugas, estas lagunas emiten gases

---

[2]
[3]

venenosos afectando a los que viven alrededor, liberando amoniaco el cual puede viajar por el aire hasta 480 kilómetros volviéndose a depositar en la tierra o en el agua. En california, se encontró que la operación y manejo de grandes ganados son la fuente más grande de contaminación por nitrato en un espacio de 161,000 kilómetros cuadrados de agua subterránea.Patógenos productores de enfermedades como la Salmonela o el E.Coli, se encuentran altamente concentrados en las heces animales, y alrededor de 40 enfermedades que pueden ser transmitidas por contacto con estiércol a los humanos han sido identificadas.[4]

Las granjas produciendo la mayoría de la carne estadounidense, son tan grandes que es irreal y casi imposible para ellas adoptar técnicas de granjeo sustentable para manejar la enorme cantidad de desperdicios fecales que estas producen. Una diera basada en carne para los 7 billones+ habitantes de la tierra, no es

---
[4]

sustentable. Está destruyendo la tierra JUSTO AHORA.

3. Ética

Si tú comiste por un largo periodo de tiempo antes de volverte vegano como yo, probablemente te divertías o te alarmabas cuando escuchabas las noticias más recientes de PETA.[5] Ahora estoy muy interesada. No puedes ser vegano mucho tiempo, por cualquier razón, y no ver la crueldad que a la que hemos sometido a nuestros amigos animales con una perspectiva mucho más clara. Puesto en pocas palabras, sabemos como comer sanamente, no necesitamos carne y no necesitamos tratar cruelmente a los animales para sobrevivir. Mi amigo y editor de este libro, quería que agregara imágenes aquí de animales criados en granjas industriales. Estoy de acuerdo en que las imágenes pueden realmente conducirnos al punto, pero tan pronto como empecé a navegar por imágenes de cerdos en jaulas de crianza, y pollos con un

---
[5] Personas por el trato ético de los animales. En inglés: People for the Ethical Treatment of Animals.

escuálido espacio de 30 centímetros en dónde vivir, me sentí físicamente enferma. Es innegablemente enfermizo. Si es tan malo simplemente ver una foto, imagínate cómo debe ser la vida para esos animales.

Entiendo que algunos cazadores, especialmente en áreas rurales, cazan para proveer comida a sus familias, y que muchas personas poseen pequeñas granjas orgánicas para mejorar y localizar su fuente de alimentos. Entiendo que esto está muy lejos de la crianza en granjas industriales. Los animales ahí han tenido, o bien, una vida natural hasta el día de su muerte, o bien, tratado más humanamente durante su vida. Comer venado salvaje, o huevos orgánicos de las gallinas en libertad de tu propia granja le da una mejor fuente de nutrientes que aquellos productos comerciales como carne y huevos, y una mejor fuente de calorías (en mi opinión), que alguna de la comida económica disponible en los Estados Unidos, como cenas congeladas o comida rápida. También siento que, si comes carne, es mejor tener una conexión con los animales que comes, y no ser completamente ajeno a todo el proceso de matarlos y procesarlos. Es mi firme creencia que, si la gente fuese educada acerca de otras opciones alimenticias para que estas no fueran dependientes de la carne para conseguir proteína, hierro, grasas y calorías, y que,si requirieran matar y desollarpersonalmente sus animales por comida, habría mucho más veganos.¿Piensas que es ético requerir que algunos humanos se dediquen a matar animales para vivir, para que la mayoría de la población no tenga que hacerlo?

Si crees que dejar un planeta sano con los recursos adecuados para tus hijos y tus nietos es importante, entonces la ética puede entrar de nuevo al campo. ¿Cómo podemos seguir comiendo animales criados en granjas industriales, cuando sabemos los daños que produce a la salud del planeta, y la salud de nuestras familias?

### *Cómo y por qué me hice vegana*

Antes de volverme vegana a la edad de 44

años, ya había renunciado al trigo, la leche y el azúcar blanca y había eliminado por completo mi dermatitis y mis migrañas. Sabía de primera mano que cambios en la alimentación podían producir importantes efectos en la salud. Ya había probado recientemente un programa tipo Paleo, con un montón de comida fermentada, y carne orgánica alimentada con pasto, pero la cantidad de leche recomendada (como mantequilla orgánica en cada vegetal), no tenía ningún sentido para mí, ya que era intolerante a la lactosa. Sabía personalmente que una dieta basada en productos animales no se sentía saludable. No puedo recordar sentirme bien después de comer comidas cargadas de carne. Debido a que las comidas animales están cargadas de calorías, cuando comes una pequeña porción de carne en cada cena, la principal fuente de calorías en esa comidavendrá de las grasas y las proteínas predominantes en la carne. ¿Qué hay acerca del combustible? ¿Los carbohidratos? ¿Es óptimo hacer que nuestros cuerpos trabajen el doble para romper proteínas y grasas para proporcionarnos energía? ¿Es deseable forzar nuestros cuerpos a utilizar de 6 a 72 horas digiriendo carne y leche? ¿No sería mejor y *más eficiente*mantener una dieta a base de plantas que se digieren en 4 o menos horas, para permitir que el resto de esa energía se utilice en curar y mantener nuestros cuerpos?

Estuve estudiandonutrición holística y me encontré con un tipo de dieta llamada Crudi-veganismo alto en carbohidratos (CVAC)[6] y entonces, todo tuvo sentido para mí. El nombre del libro que contenía esta información es "La dieta 80/10/10"[7] del doctor Douglas N. Graham. Los carbohidratos (80% de las calorías) vienen de frutas y vegetales, y las proteínas y grasas (10% de las calorías para cada uno), vienen de nueces, semillas y otras plantas. Una gran cantidad diaria de hojas verdes provee a mayoría de los minerales. Comer comida cruda llena de nutrientes, comida que nuestros cuerpos están diseñadas

---

[6] High Carb Raw Veganism (HCRV) en inglés.
[7] The 80/10/10 Diet by Dr. Douglas N. Graham en inglés.

para comer y que pueden digerir fácilmente, contienen mucha energía y se siente muy bien. Estaba lista y fui por ello. Se que cuando puedo comer CVAC, tengo una enorme cantidad de energía y me siento radiante. No siempre es posible ya que es un reto obtener todas mis calorías y nutrientes solo con vegetales y frutas crudos, Así que regreso a veganismo cocido alto en carbohidratos, e incluyo alimentos cocinados como arroz, papas[8] y lentejas. Algunas veces, usualmente cuando estoy estresada, como de más y como comida chatarra, como montones de papas fritas y quesos veganos (muy salados y altos en grasas).

He sido gorda desde que era una niña pequeña. He sido vegana por 5 años y aún sigo algo pasada de peso. Volverte vegano no garantizará que perderás o ganarás peso. Tener hábitos de alimentación saludables, como he aprendido, no trata solamente acerca de lo que comes. Es también acerca del propio estilo de vida y sus factores, como tu trabajo, tu nivel de

---

[8] Patatas en algunos países.

estabilidad emocional, tu educación, el nivel de estrés en tu vida, cuanto ejercicio realices y tu historial de patrones alimenticios.

Lo que sé es que cuando consistentemente mantengo una dieta CVAC, comienzo a perder peso lentamente. Aún tengo una larga lista de patrones alimenticios de toda la vida que superar, principalmente relacionados con el estrés. Mientras trabajo en ello, me siento genial sabiendo que le estoy dando a mi cuerpo comida que puede reconocer como comida, mientras libero energía para ayudarme a sanar, hacer las cosas que me gusta hacer, tener más paciencia como paciencia como madre y ayudar a otros.

## *La importancia de entender que todos se encuentran en caminos diferentes*

Cuando recién te vuelves vegano, te puedes enamorar intensamente de la sensación de que estás haciendo algo increíblemente bueno. Quizá quieras compartir tu punto de vista al mundo para que ellos puedan seguir tus pasos. Y ahí, es cuando debes detenerte y recordar que cada persona está en su propio camino, de sanación y de salud. No todos se sentirán capaces, ni estarán listos para volverse veganos al mismo tiempo. Forzar tu punto de vista en otros puede obstaculizar su propio crecimiento personal. Cuando la gente muestra interés, hace preguntas o hace comentarios interesantes, entonces están abiertos al diálogo. Se que fue muy impactante para mi volverme vegana cuando todos a mi alrededor aún comen carne. Uno quiere que todos hagan lo que uno está haciendo y eso no pasará. Al menos no de la forma, ni el momento en el que quieres que pase. Tenemos que ser sabios, respetar la travesía de los demás y usar ejemplos positivos para alentar este tipo de cambios. Compartir información es genial cuando el otro está listo para recibirla.

## Capítulo 1- ¿Por qué los veganos tienen una mala reputación?

Todo vegetariano o vegano sabe que cuando exponen sus puntos de vista, hay una alta probabilidad de recibir comentarios negativos. Cuando mencionas el veganismo en redes sociales, probablemente obtengas comentarios pesados o llenos de odio. La gente suena realmente enojada, lo cual puede ser realmente difícil de entender. Es como si la gente se encontrara asustada de perder su derecho a comer carne, o como si criticásemos su forma de comer, solo con ser veganos. Al menos ese es el sentimiento que me deja cuando veo algunos de los comentarios dirigidos a veganos en diversos foros de comunicación.

Estar consciente de esto antes de volverse vegano es muy útil, y permitir a los "haters"[9] hablar sin que esto afecte tu día es esencial. No caigas en ese odio. Se

---

[9] **Haters:** Término prestado del inglés. Hace referencia a aquellas personas que se dedican a hacer burlas o comentarios negativos constantemente, y agresivamente. Lit. Aquel que odia.

siente terrible y todo el punto del veganismo es sentirse bien. Rodearte a ti mismo de gente positiva (¡No tienen que ser veganos!) es un excelente hábito de visa y es aún más importante cuando decides comer diferente que aquellos a tu alrededor.

### *Cómo los medios y nuestra propia credulidad han afectado nuestra dieta*

Mientras la abundancia de carne proveniente de granjas industriales creció tremendamente cuando los Estados Unidos alcanzaron nuevos horizontes de prosperidad, esto fue visto originalmente como un indicador de una nación exitosa. Ahora que los efectos de una dieta basada en carne, la crueldad a gran escala realizada a los animales de granja, y el efecto de las enormes granjas sobre nuestro ambiente han salido a la luz, comer carne todos los días ha dejado de parecer un signo de prosperidad. Aun así, continuamos soportando una política nacional en la que nuestro gobierno subsidia la industria cárnica y láctea. Los estadounidenses continúan comprando como los obedientes espectadores de televisión que somos. La predominancia y permanencia de las dietas basadas en carne solo pueden ser vistas como efectos del disgusto o del miedo al cambio, gula y letargo inducido por la dieta, o simplemente estupidez pura.

No puedes ver televisión en horario estelar o algún evento deportivo sin al menos una tomasuper cercana a algún bistec o trozo de carne ahogado en salsa o queso. ¿Has visto alguna vez un anuncio sobre plátanos[10]? ¿Qué hay de algún infomercial sobre espinacas? ¿Alguna vez has visto cupones para manzanas? Nuestra nación lucha ahora con enfermedades sin precedentes, auto infringidas.De acuerdo con el CDC[11] (¡Los expertos en enfermedades!) en 2012 ⅓ de todos los adolescentes y niños presentan

---

[10] Banana en algunos países de Sudamérica. Guineo en algunos países de Centroamérica. Cambur en Venezuela.
[11] Centro para el Control y Prevención de enfermedades. "Center for Disease Control and Prevention" (CDC) en inglés.

obesidad.[12]

Este es un problema enorme, salvando la coincidencia. La comercialización y degradación de nuestra fuente de alimentos ha causado la expansión innecesaria de enfermedades. No podemos solamente culpar a los medios por difundir estos mensajes, o al gobierno por promover hábitos alimenticios pobres. La única forma de comer mejor es simplemente, *comiendo mejor*.

Solo hay una forma de reducir la cantidad de mensajes pro-carne y leche de toda la vida que tu cerebro recibe, y esa es apagar o enmudecer los comerciales. Haz tus decisiones alimenticias basadas en cómo estas te hacen sentir, cuantos nutrientes te proporcionan y cuanta energía te dan para que puedas tener éxito.

### *Normas sociales y tradiciones que hacen volverse vegano todo un reto*

Empecemos con el día de acción de gracias. En Estados unidos, no hay otro día tan conectado con la carne, y si, hay

---

[12]

muchas bromas acerca del Tofurkey[13] y otras versiones veganas de platillos tradicionales. Esta fiesta anual no debe centrarse alrededor de cadáveres de animales maltratados. Se que eso suena duro, pero eso es lo que es. Por supuesto que no puedes decirle eso a tu querida tía o abuela que ha estado cocinando desde las 4 a.m. En vez de eso, permanece positivo y enfócate en tu familia. Lleva tu propio platillo vegano para compartir, Come lo que amas comer, lleva algo extra y trata de disfrutar la familia.

La lista de festividades y tradiciones sigue y sigue durante todo el año. Desde campamentos de caza en el otoño, viajes de pesca durante la primavera, carnes asadas en fiestas de cumpleaños y todo lo que esto incluya. Es un mundo de "comecarnes" ahí afuera en este momento. Serás una minoría, posiblemente el único vegano en tu familia y círculo de amigos. Enfrentar esto tan pronto como te sea posible te ayudará a

---

[13] Preparado a base de tofu que imita un pavo relleno, al menos en preparación.

superarlo. Aun puedes disfrutar; solo enfócate en lo bueno, sabe que estás dando un brillante ejemplo al adoptar una dieta vegana y disfruta de la energía extra y de otros beneficios de salud.

### ¡Si, obtengo suficiente proteína!

Es muestra del poder de la publicidad que la mayoría de la gente en Estados Unidos piensa que no puedes obtener suficiente proteína de una dieta vegana, cuando en realidad, es bastante fácil. Hay muchas fuentes vegetales altas en proteína, incluyendo nueces, semillas, lentejas, frijoles[14] y productos de soya[15]. En la mayoría de los supermercados y tiendas de productos naturales puedes encontrar aceite de coco, semillas de linaza, quinoa, semillas de cáñamo, mantequilla de maní[16], hummus[17], tofu, semillas de chía, espirulina, semillas de girasol, y la lista

---

[14] Posee diversos nombres. Algunos de ellos son, habichuelas, caraotas, porotos, judías y alubias.
[15] Soja en España.
[16] Posee diversos nombres. Algunos de ellos son, cacahuate, cacahuete y caguete.
[17] Pasta hecha a base de garbanzos muy popular en el Medio Oriente.

sigue y sigue. Además de estos alimentos vegetales altos en proteínas, la mayoría de las frutas y verduras tienen pequeñas cantidades de proteínas también. Los plátanos tienen alrededor de un gramo, los aguacates[18] tienen aproximadamente 4 gramos y las toronjas aproximadamente 1.5 gramos de proteína. No hay necesidad de preocuparse por la proteína. Ambos, WebMD del lado tradicional, y (un foro crudivegano) recomiendan que aproximadamente el 10% de nuestra ingesta diaria de calorías deben provenir de fuentes de proteínas. Incluir 2 o 3 de las opciones listadas arriba no solo cubrirá esto, si no que agregará una vasta cantidad de minerales, vitaminas y ácidos grasos esenciales.

### ¡Pero necesitamos tomar leche para tener huesos fuertes!

¿Cuántas veces hemos escuchado esto a lo largo de nuestras vidas? Quizás es el estándar más arraigando en la dieta estándar de la sociedad estadounidense.

---

[18] Conocido también como palta o aguacatero.

Así que, ¿Por qué hay tantos estudios ahí afuera, frecuente realizados por médicos que nos cuentan otra historia? Después de una investigación profunda en el tema, la única cosa positiva que pude encontrar sobre el consumo de leche es que es una forma *práctica* de obtener calcio y otros nutrientes. Claramente, no es la mejor forma, y, ¿Cómo podría serlo? La leche de vaca está "diseñada" para un becerro, un animal que alcanzará la adultez en algunos pocos años y cuyos requerimientos nutricionales son completamente diferentes a aquellos de los humanos.

En Estados Unidos, la cantidad diaria recomendada de calcio es de 1000 mg para personas de edades entre 4 y 50 años. *En países como Japón e India, donde incidentes de huesos rotos son significativamente menores*, la ingesta normal diaria es de 300 mg. Esto podría estar asociado a mayores cantidades de vitamina D y un estilo de vida mucho más activo, pero ¿no sería mejor solucionar estos problemas en vez de optar por la solución 'práctica' que nos da grandes cantidades de calcio, pero no necesariamente una mejor salud? Hay muchos otros estudios que sugieren que una ingesta elevada de calcio no implica tener huesos más fuertes.

También hay estudios que sugieren que comer o beber productos lácteos produce acidez en nuestros cuerpos y que la respuesta natural para alcalinizar nuestra sangre es tomar minerales como el calcio de nuestros huesos y dientes. Adicionalmente, hay muchos vínculos entre el cáncer y el consumo de leche como para que cualquiera de nosotros permanezca cómodo. No hemos mencionado aún la salud de las vacas lecheras en granjas industriales, o los antibióticos y las hormonas sintéticas que constantemente les administran.

¿La leche es saludable? En mi opinión, no. La verdad, es una de las principales causas de alergias. ¿Eres intolerante a la lactosa? Este termino siempre me ha fastidiado por que ¡ciertamente no somos intolerantes a la lactosa en la leche humana! La leche de vaca, aunque perfecta para los becerros, contribuye una no saludable cantidad de grasas y colesterol a la dieta típica estadounidense, que en consecuencia puede conducir a problemas cardiovasculares. También está vinculada, no solo al cáncer, pero también a la diabetes e insuficiencia de hierro también.

Alimentos vegetales ricos en calcio incluyen hojas verdes obscuras (como espinacas), melaza[19], tempeh[20], tahini[21] y frijoles. Y si nosotros somos físicamente activos, obteniendo suficiente vitamina D y comiendo una dieta basada en plantas, me parece que 1000 miligramos por día podríansobrepasar nuestras necesidades dietéticas.

Podría seguir y seguir con el tema de la leche, pero terminaré con un escenario de la vida real que le sucedió a mi hijo hace unos 12 años. Mi hijo que aún no tenía un año y auntomando pecho,a quien había comenzado a darle yogurt orgánico de

---

[19] Conocida también como miel negra, producto de la cristalización del azúcar de caña.
[20] Producto derivado de la fermentación de la soya, parecido a un pastel.
[21] También conocido como tahina o tahin, es una pasta hecha a partir de semillas de ajonjolí (o sésamo) trituradas.

leche de cabra hecho en casa, pensando que era un fantástico y saludable alimento. El estuvo comiendo este yogurt unas 4 o 5 veces por semana. Unos después de comenzar esta rutina mi hijo se enfermó de un fuerte resfriado y repentinamente mi bebé, siempre sano y feliz, se encontraba resollando y con dificultades para respirar. El pediatra que consulté me dijo que mi hijo era pre-asmáticoy escribió prescripciones para 4 diferentes medicamentos, incluyendo una droga que aún no se encontraba aprobada para bebés (Singulair). Me explicaron que estos medicamentos se convertirían en el estilo de vida de mi hijo, debido a su 'condición'. Poniendo 4 diferentes fármacos en el torrente sanguíneo de mi hijo que aún no tenía ni un año me parecía horrible, así que busqué una segunda opinión con un doctor naturópata. Este doctor hizo rápidamente una prueba de alérgenos y nos dijo que tenía que evitar todo tipo de leche. Así lo hicimos, y nuestro hijo jamás volvió a tener problemas para respirar.[22]

---

22

### *¿Por qué la popularidad de la dieta paleo?*

Mucha gente está comenzando a seguir dietas Paleo, incluidos muchos de mis amigos y conocidos. Es completamente comprensible que remover granos y leche de la dieta, y agregar más frutas y verduras te haga sentir un mundo de mejora respecto a tu salud. La mayoría de las personas, cuando comienzan con Paleo, también dejan de consumir comidas procesadas, Remover las harinas refinadas, químicos y preservativos de su sistema va a producir muchos beneficios.

Mi mayor preocupación con esta dieta es la fuente de combustible disponible, o glucosa. Paleo sugiere que es benéfico utilizar nuestras reservas de grasa para producir químicamente glucosa y usarla como energía, en vez de consumir carbohidratos simples como aquellos que se encuentran en las frutas o las papas. Este proceso pone al cuerpo en un estado de cetosis[23] que puede ser dañino después

---

[23] Estado metabólico generado por déficit de aporte de carbohidratos. Lo que fuerza que el cuerpo realice

de algún tiempo. Cuando muchas cetonas se encuentran en el torrente sanguíneo, estas pueden producir acidez y cambios en la composición sanguínea. Convertir grasa en glucosa toma mucho más tiempo que convertirla desde los carbohidratos, así que cuando consumes comida que es difícil de digerir, estás robándole a tu cuerpo la energía necesaria para procesar toda esa carne.

Aunque es una gran herramienta de supervivencia para los humanos en caso de escases de alimentos, la cetosis no está diseñada para proveer nuestros requerimientosdiarios de glucosa. Los carbohidratos saludables proveen el mejor combustible. Con carbohidratos saludables, me refiero principalmente a frutas, verduras y granos como la quinoa o el arroz integral y algunos tubérculos como el camote[24] por nombrar algunos.

La dieta paleo podrá parecer mucho más fácil de seguir que el veganismo, por que

---

catabolismo de las grasas disponibles en el cuerpo (transformar la grasa en energía).

[24] También conocida como papa dulce, patata dulce, batata, moniato y boniato.

puedes conseguir carne en cualquier lugar; en la casa de un amigo, en casi cualquier restaurante, en todas las reuniones familiares, etc. Desde mi perspectiva, es un buen escalón en el camino hacia el veganismo.

## Capítulo 2- Armándote con conocimiento sobre el veganismo

Así que, ¿cómo es que los veganos encajan en una sociedad basada primordialmente en la carne? ¿Y por qué es que algunos individuos reaccionan tan negativamente, a veces incluso militantemente cuando les dices que eres vegano? Quizá es que, desde la llegada de la TV, los medios de comunicación masiva nos han enseñado que la carne y la leche son buenas para nosotros. La carne es masculina, y se espera que se encuentre en cada comida. ¡Muchos incluso creen que la leche de vaca es indispensable para el desarrollo de los huesos humanos! Cuando la mayoría de la gente(que nunca ha conocido a un vegano), te conoce, probablemente tengan ideas preconcebidas como que el veganismo es tonto, imposible, dañino, una forma segura de volverte anémico, y quien sabe cuántas cosas más.

Para defenderte mientras informas a la gente amable y positivamente para que exista alguna posibilidad de que tus palabras sean escuchadas, trata de educarte primero a ti mismo o misma acerca de los muchos prejuicios y malentendidos alrededor del veganismo y conviértete en un defensor seguro de sí mismo.

### *Vegano vs. Vegetariano*

Para aquellos que no están familiarizados con los términos vegano y vegetariano, aquí viene una pequeña introducción:

*Vegano* significa una dieta en la que ningún producto animal es utilizado. Sin carne, leche, huevos, pescado, mariscos o miel. La mayoría de los veganos siguen esta filosofía en todas las áreas de su vida, renunciando a los zapatos de piel, suéteres de lana, productos a base de cera de abeja o miel, y cualquier producto que haya sido probado en animales, como cosméticos o productos de higiene personal.

*Vegetariano* cubre una dieta que excluye todo producto animal que resulte de su muerte, como la carne de res, puerco, pollo, mariscos, etc. Pero los huevos, la leche y la lana están permitidos.

### *Nuevamente, el mito de la proteína*

La deficiencia de proteínas no es un problema en la sociedad occidental. En cambio, obtener muchas proteínas, que es lo que muchos estadounidenses logran, es un gran problema que puede llevar al aumento de peso (debido a que la mayoría de los alimentos altos en proteínas, también son altos en grasas), puede provocar aumento de azúcar en la sangre y está vinculado al cáncer. La mayoría de la gente que te pregunta, "¿de dónde obtienes tus proteínas?", no sabe cuanta proteína deberían consumir diariamente (Si usas www.cronometer.com para registrar tus nutrientes, sabrás exactamente cuánto obtienes y cuanto necesitas). El requerimiento estándar de proteínas ronda entre el 10% y 20% de tu ingesta total de calorías.

### *El problema de la vitamina B-12 y los veganos*

Aunque la deficiencia de B-12 es un problema que se relaciona con mayor frecuencia en adultos mayores y veganos, de acuerdo con un estudio de la Universidad de Tufts[25], niveles bajos de B-12 son encontrados comúnmente en adultos no veganos de edades entre 20 y 50 años. Dado se ha demostrado que la acidez estomacal puede reducir la absorción de vitamina B-12, y comer carne puede empeorar esta condición, un vegano que está obteniendo B-12 por otros medios podría estar mejor que una persona obteniendo toda su B-12 a través de la carne. Hay diversos suplementos orales de B-12 disponibles. Muchos veganos creen que, si consumen suficientes productos orgánicos sin lavar, están obteniendo suficiente B-12. Esto tiene sentido para mi por que la B-12 es originada por microorganismos en la tierra y el agua, así como las bacterias presentes en un intestino humano sano, que también está obteniendo suficiente cobalto (que se encuentra en nueces, hojas verdes y avena).

Los síntomas de la deficiencia de B-12, como debilidad, corazón acelerado,

---

[25] Tufts University: https://www.tufts.edu/

dificultades al respirar, desórdenes alimenticios, son difíciles de vinculas a los niveles de B-12, por lo que es importante sabes si estás obteniendo suficiente. Ciertamente, siendo vegano, querrás ser más consciente y documentado acerca de los nutrientes que tu cuerpo recibe y necesita. Incluir pruebas de B-12 y suplementando cuando esto sea necesario son importantes pasos por tomar.[26]

## *Permíteme contarte la forma en que NO somos carnívoros*

¡Pero tenemos caninos justo como los carnívoros! ¿Acaso no somos omnívoros? Nuestros cuerpos se han adaptado. No, no y no. Estas son solo una pequeña muestra de aquellas cosas que la gente te dirá defendiendo una dieta carnívora. *Nosotros no tenemos lo que los carnívoros tienen.*
He aquí una pequeña lista:
Un intestino corto y composición ácida en la sangre diseñadas para digerir la sangre rápidamente (el ser humano tiene un intestino 30 veces la longitud de su torso, y

su composición sanguínea es ligeramente alcalina).

Una lengua que suda (los humanos sudan por todo el cuerpo, mientras que los carnívoros usan la lengua para refrescarse).

Colas (El coxis no cuenta).

Lenguas rasposas (Los humanos tenemos lenguas suaves).

La mejor dieta es alta en grasas (para los humanos, una dieta alta en grasas es dañina).

Garras para desgarrar carne (en cambio tenemos dedos oponibles, que son perfectos para agarrar y recoger carne).

Humores altamente ácidos para facilitar la digestión de carne (el cuerpo humano toma entre 24 y 72 horas para digerir carne).

Tolerancia a microbios (Los humanos no pueden comer carne cruda sin riesgos).

Una mandíbula que solo se mueve verticalmente (una mandíbula humana está diseñada para moverse lateralmente, lo que permite moler plantas).

Cuatro piernas (solo tenemos dos, ¡qué

bueno que no tenemos que perseguir nuestra cena!).

Muchos bebés (la mayoría de los humanos solo tenemos un bebé a la vez).

Hay muchas razones más del por qué somos anatómicamente diferentes a los carnívoros, pero creo que la lista de arriba te puede dar una idea general sobre que no estamos diseñados para cazar y comer presas vivas. Si, nuestros cuerpos aparentemente están digiriendo carne cocida con frecuencia, ¿pero a que costo? Si nuestros cuerpos estuvieran diseñados para comer dietas altas en productos animales, ¿por qué no estamos diseñados más como carnívoros?

### ¿Hay alguna manera correcta de ser vegano?

No. Hay muchas formas de veganismo. Algunas son muy buenas y otras no tanto. De hecho, muchosveganos hoy en día tienen dietas mucho más altas en grasas que aquellos comiendo la dieta estándar americana[27] por su excesivo consumo de

---

[27] En inglés "Standard American Diet" (SAD), cuyas siglas

nueces y semillas. (Visita Instagram para una inmensa cantidad de recetas de postres veganos). Muchos son frugívoros estrictos, y te puedo decir que una mujer en edad de menstruar no obtiene suficiente hierro de esta forma. Otros veganos podrían no estar comiendo óptimamente para obtener todos sus nutrientes, mientras que otros son deficientes en calorías. Otros son simplemente "chatarraveganos", viviendo solo a base de productos de soya (vea, carne falsa), a base de pan blanco con papas fritas y galletas rellenas. Si, el aceite parcialmente hidrogenado es vegano, y si, obtenerlo destruye las selvas mientras satura y tapa tus arterias.

### ¿Cuál es la mejor forma de veganismo?

La mejor forma de ser vegano es comiendo alimentos que nos proporcionen todos los nutrientes que el cuerpo necesita. Creo que la forma más eficiente de lograr esto es disfrutando una dieta vegana alta en

---

también se pueden entender como "triste" en el mismo idioma.

carbohidratos. En este régimen basado en frutas, la mayoría de las calorías vienen de la fruta cuando esto sea posible, y otras fuentes de carbohidratos sanos como el arroz y los camotes son la segunda mejor opción. Estos carbohidratos son el foco de la dieta, pero las nueces, las semillas y abundantes hojas verdes son cruciales para obtener minerales, proteína y grasas.

Una mención especial debe hacerse aquí acerca de los ácidos grasos esenciales. La suplementación estándar de omega 3 para muchos estadounidenses incluye grandes cantidades de aceite de pescado. De acuerdo con el Comité de Médicos por la Medicina Responsable[28], el aceite de pescado no es la mejor fuente de omega 3, ya que contiene moléculas altamente inestables que pueden liberar peligrosos radicales libres, están frecuentemente cargados de mercurio u otras toxinas, y contienen altos niveles de colesterol y grasas. Las mejores fuentes de omega 3 son las nueces y las semillas de linaza, un

---

[28] En inglés: Physicians Committee for Responsible Medicine.

pilar de cualquier dieta vegana.[29]

### *Una introducción sobre combinación de alimentos y monodietas*

Comiendo simple para una óptima digestión

Los animales en el campo comen bastante sencillo. Solo comen una cosa a la vez. Los humanos por otro lado podemos sentarnos y comer una cena con entre 20 y 30 ingredientes a la vez. ¿Nuestros cuerpos fueron diseñados para comer de esa manera? Comer sencillo tiene más sentido.

Hay una gran cantidad de información dedicada a este tema, llamado combinación de alimentos. Podría entrar en una conversación detallada acerca de que alimentos se mezclan adecuadamente y que alimentos nunca deben mezclarse. Y hay amplios estudios detrás de las premisas que indican que carbohidratos y proteínas no se digieren adecuadamente mezclados, y que comer frutas después de una merienda pesada contribuirá a

---

[29]

obtener una indigestión ácida. Pero me gusta mantener las cosas cortas y claras. Cuando comes fruta, come solo fruta. Cuando comes ensalada, hazla grande. Cuando comes nueces, que sabes que están llenas de grasas y proteínas, cómelas solas para que tu cuerpo pueda digerirlas correctamente para tu propio beneficio. Ten una "monocena" (una cena de un solo alimento, 8 plátanos, por ejemplo) cada que te sea posible. Es MUCHO MÁS FÁCIL para tu cuerpo digerir una comida a la vez. Las dietas modernas son tan complicadas que debemos dar un paso atrás y simplificar nuestra alimentación para recuperar nuestra salud. Así que he agrupado lo que yo llamo:

5 simples pasos para la combinación de alimentos

Las hojas verdes, crudas y cocidas van excelentes con todo, ¡así que come muchas!

Come frutas primero. Las frutas se digieren mucho más rápido que cualquier otro tipo de alimento. Cuando tienes el estómago lleno y a continuación comes fruta, la fruta debe esperar a que el resto de la comida sea digerida y llegue su turno. Durante este periodo de espera, la fruta se fermenta y causa acidez. ¡Haz de tu desayuno una comida llena de frutas y siente la energía inmediatamente!

Come proteína con frutas ácidas (como bayas y cítricos) o solas.

Mantén los almidones (arroz, pan y papas, por ejemplo) y las proteínas (soya, nueces, semillas y aceites) separados siempre que sea posible.

Come monocomidas cada que sea posible.

Comer una sola comida a la vez ha incrementado mi vitalidad y lo hago siempre que me sea posible. Comer 3 camotes medianos, u 8 bananas, será no solamente fácil de digerir para tu organismo, si no que también obtendrás los siguientes nutrientes:

*Mono comida de 3 camotes*
500 calorías.
71 gramos de carbohidratos.
0.5 gramos de grasas.
71% de fibra.
21% de hierro.
21% de calcio
4448% de vitamina A.

141% de vitamina C.
8% de folato.
149% de manganeso.
35% de potasio.
26% de fósforo.
8% de sodio.
14% de zinc.

*Mono comida de 8 bananas*
800 calorías.
215 gramos de carbohidratos.
10 gramos de proteínas.
3.1 gramos de grasas.
98% de fibra.
14% de hierro.
26% de vitamina A.
110% de vitamina C.
27% de vitamina B1.
63% de vitamina B2.
266% de vitamina B6.
45% de vitamina B3.
63% de vitamina B5.
47% de folato.
6% de vitamina E.
5% de vitamina K.
82% de cobre.
80% de magnesio.
142% de manganeso.
5% de calcio.
30% de fósforo.
72% de potasio.
17% de selenio.
18% de zinc.

## Capítulo 3- Prosperando como vegano

### *Cómo explicárselo a tu familia*

Tener al menos uno o dos miembros de tu familia apoyándote hará mucho más fácil la transición al veganismo. Esto podría ser particularmente difícil cuando eres un adolescente y tus padres te proveen comida y lo que consideran mejor para ti. Mi sugerencia para los jóvenes, cuyos padres no los apoyan en un principio, es registrar su comida en y mostrarles las tablas para que puedan ver los nutrientes que están obteniendo. Ten una plática con ellos acerca de esto y está dispuesto a hacer cambios en tu dieta si hay deficiencias en ella como obtener más hierro al comer hojas verdes y lentejas, o subiendo tu consumo de proteína al incluir nueces y semillas en tus comidas diarias. Siendo proactivo al platicarles acerca de tus planes y manteniendo un registro de tus nutrientes, te ayudará a cambiar su forma de pensar y tranquilizarlos.

Cuando te enfrentas a familiares lejanos, ayuda ya ser un rebelde en todo aquello que hagas, para que nadie quede desconcertado. Si este no es el caso, tener algunos puntos de conversación reducirá el impacto en esas primeras parrilladas. Tener unas cuantas frases con las que te sientas cómodo, que sean simples, directas y positivas, te ayudarán a informar tu punto de vista muy bien.

*"Mi doctor me ha recomendado que elimine los productos animales de mi dieta"*

*"Me siento mucho mejor comiendo de esta manera"*

*"Nunca he tenido tanta energía"*

*"Esta dieta realmente me funciona"*

*"Obtengo mucha proteína, solo que proviene de plantas"*

Sentirse bien y actuar positivamente acerca del veganismo ayudará a tranquilizar las mentes de aquellos que te aman. Asegúrate de que entiendan que, abandonando la carne, estás tratando de ser más sano.

### *Obteniendo apoyo de comunidades veganas*

Si tienes la suerte de vivir en un área donde los veganos sean comunes, buscarlos y hacer conexiones con ellos puede hacer toda la diferencia en crear un sentido de comunidad. Por su puesto, salir y visitar cafés veganos, y tiendas de comida saludable incrementará tus oportunidades de conocer otros veganos. Pero la realidad actualmente es que somos muy pocos en relación con las más de siete mil personas que habitamos la tierra. ¡Es por eso quetener internet para conectarnos es tan maravilloso! Hay comunidades veganas internacionales (mi favorita es que son ricas en foros, útiles consejos e información. También puedes encontrar comunidades veganas en Facebook, frecuentemente en tu misma región. Te recomiendo ampliamente localizar un foro o comunidad vegana en línea que te guste para ayudarte a facilitar tu transición. Tendrás oportunidad de preguntar, obtener ayuda y posteriormente dar consejos a nuevos veganos.

Por favor, no decidas salir exclusivamente con veganos. No hay suficientes de nosotros (aún) alrededor del mundo. Y cada persona sin importar lo que coma, vale mucho, merece ser amado y tiene mucho que enseñarnos.

### *Sobreviviendo a la familia como un vegano solitario*

Asegúrate de compartir tus deliciosos platillos, y frutas y vegetales frescos, nadie se quejará cuando lleves un plato lleno de rebanadas de melón o un "dip" de frijoles picantes. Quizá notes que la gente automáticamente irá primero por la comida fresca y saludable, especialmente los niños. Una vez tuve un niño en mi casa que no sabía lo que era una mandarina. Muchos niños no comen ningún tipo de fruta y cuando se les presenta (literalmente) un plato de deliciosas fresas, y rebanadas de naranja irán por ellos. Así que asegúrate de llevar algo extra para compartir cuando te sea posible.

No converses acerca de las granjas industriales cuando otros estén comiendo sus platillos basados en carne. Honestamente no se como alguien podría no haber visto los miles de videos y blogs mostrando la forma tan atroz con la que manejamos las granjas en Estados Unidos. Todos lo saben. Lo que se necesita son ejemplos positivos sobre comer veganamente. Una forma que no parezca difícil o dolorosa.

Después de más de cinco años apareciendo en cada reunión festiva con la familia con muchos platillos veganos y platos llenos de fruta, los miembros de mi familia se sienten completamente cómodos teniendo una vegana en casa.

### *Estrategias veganas para llevar*

¿Qué pasa cuando vas a un campamento, tomas vacaciones en una ciudad desconocida, o pasas un fin de semana con tus suegros? El veganismo en tu casa es muchísimo más fácil, pero también se puede tomar para llevar con algo de planeación y una actitud positiva.

Para viajes de campamento, unos kebabs[30] de verduras pueden ser rellenados con antelación para una fantástica cena a la luz de la fogata. Ensaladas frías con pasta de quinoa y vegetales, grandes ensaladas de futas y hummus con palitos de apio y zanahoria, todos proveen una gran cantidad de calorías y nutrientes mientras que son fáciles de preparar antes y tomarlos para llevar. ¡Por supuesto no te olvides del paquete de granola!

Si viajas a una zona desconocida, puedes hacer una pequeña búsqueda y encontrar las tiendas locales de comida natural, mercados de granjeros y restaurantes amigables con los veganos, así como llevar suficiente de tu propia comida.

Cuando visites a tus amigos lleva una canasta de fruta, ¡solo no lleves las moscas como una vez llevé a la casa de mi mamá! Si tienes moscas en tu casa, entonces deja

---

[30] Platillo típico de Medio Oriente donde un pedazo de tortilla o pan árabe es rellenado con diversos ingredientes. Este puede tener dos presentaciones. Una parecida a un taco, o un burrito, y otra donde el pan es abierto por el centro, rellenando el interior de este con el guiso.

la canasta en un garaje o en una terraza para que estas no entren.

También se extremadamente agradecido con la gente que hace un esfuerzo por respetar tu dieta. Se siente muy bien sentirse bienvenido de esta manera, y creo que la forma correcta de hacer que esto pase es facilitar la presencia de toda fruta o verdura que veas, y ser agradecido cuando alguien prepara alguna comida vegana para ti. Aún si no lo quieres o no te gusta, se debe hacer un esfuerzo para comer una porción y halagar al cocinero.

### *Registro de nutrientes para el éxito vegano*

Para mi esta es la mejor forma de lograr un buen arranque en el veganismo. Familiarizarte tú mismo con una herramienta de seguimiento en línea (Yo uso [http://cronometer.com](http://cronometer.com)) mientras estás transitando hacia una dieta vegana, es de mucha ayuda. Si, mientras comías carne consumías carne y leche a diario, probablemente tengas cubiertos tus niveles de calcio y hierro. En una dieta se debe prestar especial atención a los minerales que consumes. Aprender que alimentos tiene que nutrientes y que tanto de cada cosa necesita tu cuerpo te permitirá obtener éxito rápidamente y evitar pasar hambre y síntomas adversos. Las herramientas de seguimiento en línea te permiten ingresar tu consumo diario, registrar la cantidad de ejercicio que realizas y personalizar los niveles de nutrientes que requiere tu cuerpo. Puedes ver fácilmente que porcentajes estás obteniendo con tu dieta actual y dónde necesitas hacer ajustes.

### *5 consejos para obtener tus vegetales*

Es un requisito estándar para la gente que sigue una dieta vegana consumir 500 gramos de hojas verdes al día. Es una cantidad muy alta. Pero obtener todo el hierro, calcio y otros minerales que necesitas será muy fácil si puedes lograr esto. Todos necesitamos ayudar a que esto pase así que como un recordatorio a mí misma y como consejo para ti lector, he enlistado algunos métodos probados y seguros para conseguir comer todas esas hojas.

## La gran ensalada

Agarra el bowl más grande que tengas en tu casa y llénalo con hojas verdes, tus frutas y vegetales favoritos y compleméntalo, no con un grasoso y salado aderezo comercial, si no con un aderezo hecho a base de trocitos almendras, jugo de mandarina y ajonjolí ligeramente tostado, o bien con puré de tomate, mango y apio.

## Enverdeciendo tu licuado

La mayoría de las mañanas desayuno un licuado de bananas y moras azules que me da suficiente energía para iniciar día. Me gusta agregar ocasionalmente algunas hojas verdes de mi cosecha o algunas mezclas orgánicas de la tienda. Usualmente unas dos copas de hojas verdes se mezclarán muy bien con 8 o 100 bananas, media copa de moras azules y 20 ml de agua. No se necesita yogurt ni azúcar, y es muy sabroso.

## Mejorando tus guisados

Agregar de 2 a 4 copas de hojas verdes a

tus guisos, es una excelente forma de nutrir tu cuerpo. Las hojas como las coles y el kale y las lechugas, las cuales me desagradan crudas o en licuados, se mezclan perfectamente cuando se agregan a un platillo picante. Usualmente las agrego al final y las cocino solo por cinco minutos. Las coles verdes son una estrella entre los super alimentos: 4 copas de coles picadas proveen cerca del 100% de la dosis recomendada de vitaminas A, C, K y folato, más del 100% de calcio y manganeso y n poco más del 50% de las vitaminas B2, B6, E, hiero y magnesio. También aportan muchas otras vitaminas, minerales, 16 gramos de proteína y toneladas de fibra. Si hay alguna hoja verde que no te guste comer en ensaladas, prueba agregándolas a tus guisos.

Deliciosas hojas verdes al vapor

Personalmente, esta es mi forma favorita de comer hojas verdes. Cocino al vapor entre 2 y 4 copas de hojas de remolacha[31], acelgas, o en verano, las hojas de mi

---

[31] Cuenta con diversos nombres como: betarraga, beterraga, remolacha, acelga blanca, beterrada, beteraba y betarava

cosecha. Las cocino al vapor ligeramente, quizá 5 minutos, y simplemente les agrego un poco de jugo de lima o de limón.

El jugo verde

Muchas personas juran que, haciendo jugo tus hojas verdes es una excelente forma de incrementar tu consumo de estas. Una receta típica incluye uno o dos pepinos, algo de jengibre crudo, 1 o 2 manzanas y limón junto con 3 copas de hojas verdes crudas. Mi única precaución aquí sería que, si haces un licuado grande de esta manera, podría parecer muy llenador, pero los vegetales no tienen muchas calorías así que no los hagas toda tu comida, o bien, tómalo una o dos horas antes de tu comida principal. También necesitaras un procesador de jugos o alguna otra herramienta ninja para licuar adecuadamente las hojas.

## Capítulo 4- Veganismo para el día a día

### Que hacer y qué no hacer para cenar fuera al estilo vegano

No se tú, peor yo no estoy dispuesta a dejar de lado la experiencia de cenar fuera ocasionalmente porque no hay ningún café vegano cercano en la ciudad. Mientras criaba a mis tres hijos probablemente haya cocinado unas 15,000 comidas hasta ahora, sin mencionar las compras, la preparación y la limpieza. En este punto será muy feliz si alguien cortara unas cuantas manzanas y las colocara en un plato para mí. Agrega unas cuantas pasas al lado. Ser atendida en vez de atender ya es un obsequio para mí, así que salir a comer no es algo a lo que desee renunciar.

Al pasar de los años he conocido todos los lugares cercanos que aceptan peticiones de ingredientes alternativos, y el número de restaurantes que ofrecen menús veganos y vegetarianos parece aumentar. He aprendido cómo ser específica, amigable y he disfrutado cenas fuera de casa más que decentes. *La lista siguiente incluye algunas cosas que debes y no debes de hacer cuando comes fuera.*

No te aísles decidiendo que no comerás nunca en algún lugar donde sirvan carne.

Recuerda que los restaurantes de comida asiática o de otras especialidades alrededor del mundo usualmente tienen una o dos opciones veganas, al menos de acuerdo con mi experiencia.

No comentes acerca de lo que hay en el plato de otra persona. Solía tener esta actitud, "¿Quieres hablar acerca de lo que hay en mi plato?, Que tal si hablamos acerca del cadáver que hay en tu plato". Ese enfoque nunca me funcionó. Señalar las venas sangrientas de la carne de tu compañero no va a terminar bien. Como vegano debes esperar que la gente hable acerca de lo que hay en tu plato (¿Dónde está tu comida de verdad?) y puede tornarse irritante. Considéralo una oportunidad para educar. Debes sentirte libre de hablar acerca de lo que estás comiendo y por qué, pero deja su plato fuera de la discusión (a menos que ellos pregunten).

Bebe mucha agua durante la comida y pide que te sirvan las salsas y aderezos a un lado (para que reduzcas la cantidad que termina en tu plato).

No muestres disgusto por la comida de otros, aún si realmente lo estás. Después de ser vegana por un tiempo la carne se ve, y huele desagradable para ti. Dado que todos están en su propio camino, es mejor apoyar a la gente de forma general, en vez de hacerlos sentir mal. En cambio, puedes ser un ejemplo de veganismo y contestar preguntas si te las hacen. Sin embargo, la mayoría de la gente no están dispuestos a escuchar cuando se sienten acorralados por una actitud altanera.

Llama antes de llegar al restaurante y coméntales acerca de tu alimentación, pregunta si hay algo disponible para ti ahí.

No esperes ir a una parrillada y encontrar opciones veganas en el menú. Una vez fui a una de ellas con mi familia pensando, bueno, como antes de ir y ahí pido una ensalada. Había literalmente nada aparte de la ensalada de la casa, excepto por que ¡estaba atascada de pedacitos de tocino!

No dudes en preguntar al mesero por opciones veganas.

## ¿Debo forzar a mis hijos a ser veganos también?

No creo que debas forzar a nadie a comer de alguna manera en particular. Creo que a la larga esto se volverá en contra y conducirá a patrones de alimentación aún menos deseables. Cuando me volví vegana a los 44 años, mis hijos tenían 5 (dos gemelos de la misma edad) y 8 años. No hice ningún escándalo al respecto. Lo hacía por motivos de salud (las motivaciones éticas llegaron después) y ya llevaba estudiando nutrición holística por aproximadamente un año. No fue sorpresa para nadie cuando decidí volverme vegana. Mis hijos me preguntaban y yo respondía honestamente con sentido común. Cuando me preguntaban por qué me volví vegana, les dije que no tenía sentido para mi comer comida que consumía tanta energía en ser digerida y que no proveía carbohidratos para la energía. No los hice ver videos de granjas industriales ni les mostré montones de propaganda. 5 años después, uno es completamente vegano, otro come solamente bacalao y huevos, y el más grande come solamente queso. Aún cuando viven con un padre que come carne, y aún cuando todos sus amigos comen carne han sido atraídos a dietas con mucho menos carne que antes DARLES LA INFORMACIÓN NECESARIA PARA HACER UNA DECISIÓN EDUCADA. Están familiarizados con las aplicaciones de seguimiento y saben que la carne es alta en grasas, conocen comida alta en proteína que es alta en hierro. También conocen cómo obtener grasas, proteína y hierro de fuentes vegetales. Estoy muy contenta de que cuenten con esa información y confío en que serán capaces de tomar sus propias decisiones alimentarias cuando crezcan. La carne sigue disponible para ellos en todos lados, pero están decidiendo, la mayoría de las veces, no consumirla.

### *¿Debo ser un guerrero vegano?*

Algunos veganos quieren convertir comedores de carne, y cuando recién comienzas, esta es una sensación muy común. Pero solamente los guerreros pueden seguirle el paso. Ellos son los revolucionarios. Algunas veces me gustaría ser la que estuviera luchando contra los pescadores de atún en el océano pacífico o bien, ir de incógnito a una granja industrial para documentar las condiciones inhumanas de estos lugares. Pero la mayor parte del tiempo creo que ser vegana es la mejor forma para mí de ser proactiva. Aunque podemos admirar aquellas personas que sienten la causa con tanta fuerza que son capaces de sacrificar su propia seguridad, no es necesario que seamos nosotros mismos.

### *Beneficios inesperados del veganismo*

La mayoría de la gente está consciente de los beneficios generales de volverse vegano, como una reducción en el consumo de hormonas y antibióticos que se añaden rutinariamente al alimento de los animales, así como un incremento en la empatía. Pero algunos de los beneficios que he experimentado manteniendo una dieta vegana alta en carbohidratos vinieron como una grata sorpresa para mí. Desde incremento en la energía y mejores noches de sueño, hasta basura mucho menos apestosa y mejor olor corporal. Cuando removemos la carne de nuestro sistema digestivo (donde se pudre antes de digerirse), eliminamos carne putrefacta de nuestros intestinos y nos liberamos de los químicos y desechos dañinos que estos generan mientras los procesamos. Cuando nos volvemos veganos, no tenemos que preocuparnos de que la carne se ponga rancia o que se contamine. También me gusta que los trastes son mucho más fáciles de lavar desde que soy vegana, mi digestión se ha vuelto increíblemente regular. No tendrás que lidiar con ese pollo crudo o esa hamburguesa que siempre te generó asco de todas formas. Y podrás saber en tu corazón que no estás involucrado en actos de crueldad animal.

## *6 recetas frutales para el vegano solitario*

Me he dado cuenta de que la mayoría de las recetas veganas que uno encuentra en internet están dirigidos para las masas, como si estuviéramospreparando nuestra próxima reunión vegana a nivel nacional.[32] Aunque es maravilloso compartir un delicioso entremés vegano, la mayoría de nosotros dedicaremos mucho más tiempo preparando comida solo para nosotros. Así que en esta sección he recopilado una muestra de simples, y llenas de nutrientes, comidas veganas, enfocándome principalmente a frutas y vegetales crudos en una porción suficiente para un vegano solitario.

Estas porciones individuales podrán parecer grandes para ti, pero cuando cambias a una dieta basada en plantas, La cantidad de carne que consumirás será mucho mayor debido a que las comidas vegetales, gramo por gramo tienen menor

---

[32] La autora original hace referencia a un "potluck" que es una fiesta estadounidense donde se reúnen varias personas y comparten comida que cada asistente lleva. Se puede considerar un banquete colectivo y son similares a las cenas de sobaquillo en España.

contenido calórico que la carne, leche y otros productos procesados. Es útil recordar esto cuando comienzas. Restringir tu consumo durante tu transición puede producir antojos y retrocesos innecesarios.

### 3 deliciosas mono comidas de frutas

Es una manera muy liberadora de comer. Mínima preparación y limpieza, solo tú y la comida, quizás algún utensilio, y ocasionalmente un plato o un tazón. Lo simple es lo mejor, las siguientes mono comidas son deliciosas, llenas de nutrientes y con excelente sabor, aprobadas por mí. Debido al espacio, cada lista de nutrientes contiene solo los más importantes, pero cada una de estas contienen muchas vitaminas y minerales.

*Medio melón*

Mi madre, frustrada al tratar de alimentarme en las reuniones familiares, cortó un melón a la mitad en una ocasión, le clavó una cuchara y la puso en mi plato. Una mono comida preparada por tu mamá, no puede ser mejor que eso.

170 gramos de carbohidratos.

14 gramos de proteínas.
3.4 gramos de grasas.
36% de fibra.
30% de hierro.
16% de calcio.
551% de vitamina A.
244% de vitamina C.
17% de folato.

*10 naranjas*
Si tu cuerpo no reacciona a un plato lleno de naranjas peladas con felicidad y saliva, me comeré mi sombrero. No, mejor, ¡sólo me comeré tus naranjas!
175 gramos de carbohidratos.
12.7 gramos de proteínas.
2.1 gramos de grasas.
123% de fibra.
10% de hierro.
60% de calcio.
148% de vitamina A.
1103% de vitamina C.
119% de folato.

*7mangos*
Esta es mi comida favorita en todo el mundo. Un tazón lleno de mangos pelados y cortados. Es un placer para mí y para mi cuerpo.
173 gramos de carbohidratos.

9.5 gramos de proteínas.
4.4 gramos de grasas.
74% de fibra.
10% de hierro.
13% de calcio.
536% de vitamina A.
561% de vitamina C.
124% de folato

3 increíbles licuados

Una excelente manera de obtener calorías y vitaminas de las frutas, amo hacerme grandes licuados y llevármelos conmigo para tomarlos mientras manejo.[33] Muchas veces, un gran licuado es mi desayuno. Estas recetas están pensadas para ser una comida, al contrario que los licuados verdes, que, al estar basados en vegetales, no ofrecen muchas calorías. Todas estas recetas se pueden hacer en una licuadora normal. Si estás utilizando algún artefacto de mayor poder, podrías reducir el agua a tu gusto.

*Delicia aterciopelada*

6 bananas, 2 duraznos, ½ copa de cerezas

---

[33] ¡La autora usa la expresión "The legal way!" (de forma legal), Para dar a entender que no consume alcohol mientras maneja, ya que la palabra "drink" sola, suele dar a entender que te estás emborrachando.

rojas, 250 ml de agua. Licuar todos los ingredientes.

800 calorías.
201 gramos de carbohidratos.
11 gramos de proteínas.
3 gramos de grasas.
98% de fibra.
16% de hierro.
6% de calcio.
63% de vitamina A.
115% de vitamina C.
39% de folato.

*Paraíso tropical*

1 piña, 1 copa de jugo de naranja recién exprimido, 2 kiwis, 5 fresas y 2 copas de hojas verdes. Licuar.

700 calorías.
172 gramos de carbohidratos.
10 gramos de proteínas.
2 gramos de grasas.
83% de fibra.
28% de hierro.
25% de calcio.
315% de vitamina A.
975% de vitamina C.
101% de folato.

*La banana púrpura*

6 bananas, ½ copa de moras azules

congeladas, 1 mango y 250 ml de agua. Licuar.

800 calorías.

195 gramos de carbohidratos.

9 gramos de proteínas.

3 gramos de grasas.

93% de fibra.

12% de hierro.

6% de calcio.

87% de vitamina A.

165% de vitamina C.

54% de folato

### *Respuestas a excusas para comer carne*

También podrías prepararte, ya que recibirás muchos cuestionamientos y comentarios de la gente acerca de tu dieta. Aqui hay algunos de los más comunes con los que debes familiarizarte para poder conversar y discutir con gente que no está lista para probar el veganismo, o con esas personas que solo tienen preguntas.

**Excusa:** "Jesús nos dio peces, los animales fueron puestos aquí para nosotros y otras citas bíblicas"

**Respuesta:** Eso sucedió hace miles de años. Ellos no sabían lo que eran los gérmenes, o acerca de lavarse las manos y la expectativa de vida se encontraba alrededor de los 30 años. No creo que debamos citar la biblia para obtener información nutricional, cuando hay tantas fuentes científicas disponibles.

**Excusa:** "Solo se vive una vez, quiero comer lo que quiera comer".

**Respuesta:** Solo quiero ser lo más saludable posible para lograr todo lo que quiero hacer.

**Excusa:**"Cualquier cosa con moderación está bien".

**Respuesta:**¿Cómo puede "solo un poco" de crueldad estar bien?

**Excusa:**"Los veganos no tienen ningún tipo de apetito sexual".

**Respuesta:**Un sabio mentorme dijo una vez. "Cansado no es sexy". En mi experiencia, cuanto mejor y con más energía me sienta, cuanto más interesada estaré.

**Excusa:**"No podría obtener suficiente proteína".

**Respuesta:**Es fácil. Totas las plantas y vegetales tienen un poco de proteína, y las nueces y semillas tienen grandes cantidades de esta.

**Excusa:**"El cultivo de plantas mata animales".

**Respuesta:**El granjeo masivo de cualquier cultivo no es sustentable. Diversificar y rotar los cultivos en granjas orgánicas pequeñas es lo óptimo. Cultivar tu propia comida es aún mejor.

**Excusa:**"Las plantas también sienten".

**Respuesta:** Ha sido exhaustivamente estudiada la forma en que las plantas reaccionan a la atención humana. Solo debo comparar la acción de matar personalmente y comer un pavo salvaje en mi patio (El solo pensarlo me causa asco y me resultaría imposible hacerlo de verdad), con el acto de recoger y comer fresas salvajes (lo que me hace salivar, es fácil de hacer y abe muy bien). Pienso que hay una enorme diferencia entre agarrar y masticar una cereza y morder un animal vivo, o desgarrándolo hasta morir. Nuestros cuerpos están diseñados para hacer solo una de estas cosas.

**Excusa:** "Es mejor comer animales orgánicos locales que comer frutas importadas de otro continente".

**Respuesta:** Realmente entiendo este punto, mientras devoro otras 10 bananas de Nueva Inglaterra, Melones de México, kiwis de Nueva Zelanda y mandarinas de España, podría no ser el sistema de distribución más amigable con el ambiente. Trato de consumir primero aquello que está disponible en mi región, comprando por montón, comprando a los mercados de granjeros locales y cultivando mi propio jardín. Si, es un sueño tener mi propio invernadero de bananeros y palmas de dátiles, pero hasta ese momento, las bananas son básicas

# Conclusión

## *Cómo el veganismo cambió mi vida*

www.ingramcontent.com/pod-product-compliance
Lightning Source LLC
LaVergne TN
LVHW021048100526
838202LV00079B/4876